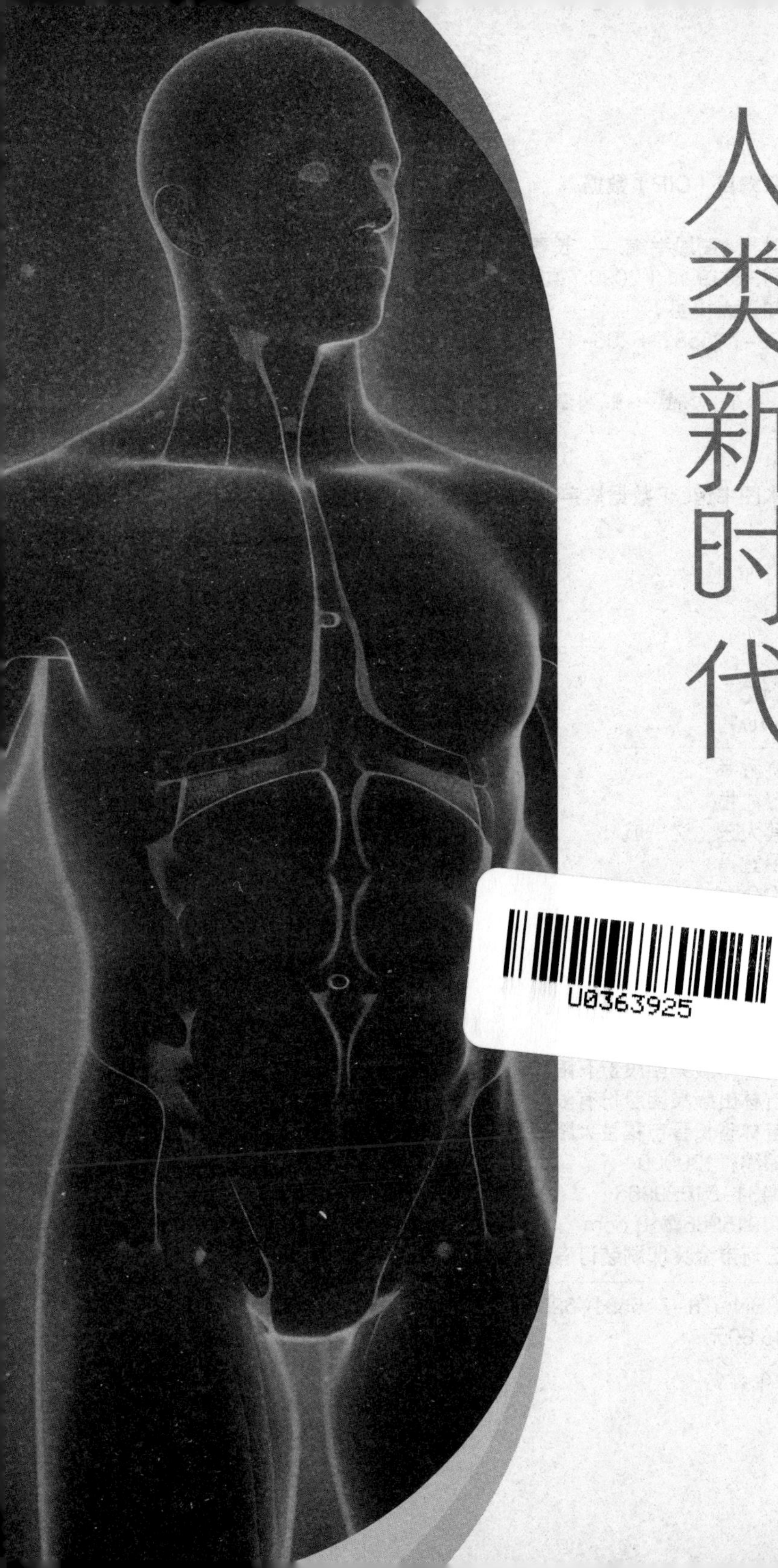

全新知识大揭秘

人类新时代

高殿举◎编写

吉林出版集团股份有限公司
全国百佳图书出版单位

图书在版编目（CIP）数据

人类新时代 / 高殿举编. -- 长春：吉林出版集团股份有限公司, 2019.11（2023.7重印）
（全新知识大揭秘）
ISBN 978-7-5581-6296-1

Ⅰ. ①人… Ⅱ. ①高… Ⅲ. ①基础医学－少儿读物
Ⅳ. ①R3-49

中国版本图书馆CIP数据核字（2019）第003190号

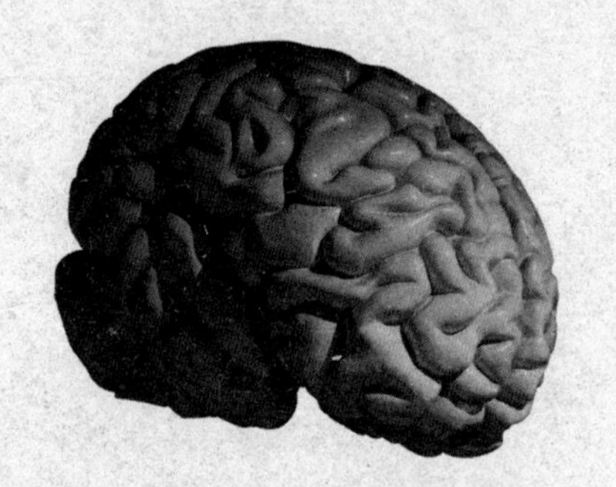

人类新时代

RENLEI XIN SHIDAI

编　　写　高殿举
策　　划　曹　恒
责任编辑　蔡大东　沈　航
封面设计　吕宜昌
开　　本　710mm × 1000mm　1/16
字　　数　100千
印　　张　10
版　　次　2019年12月第1版
印　　次　2023年7月第2次印刷

出　　版　吉林出版集团股份有限公司
发　　行　吉林出版集团股份有限公司
地　　址　吉林省长春市福祉大路5788号
　　　　　邮编：130000
电　　话　0431-81629968
邮　　箱　11915286@qq.com
印　　刷　三河市金兆印刷装订有限公司

书　　号　ISBN 978-7-5581-6296-1
定　　价　45.80元

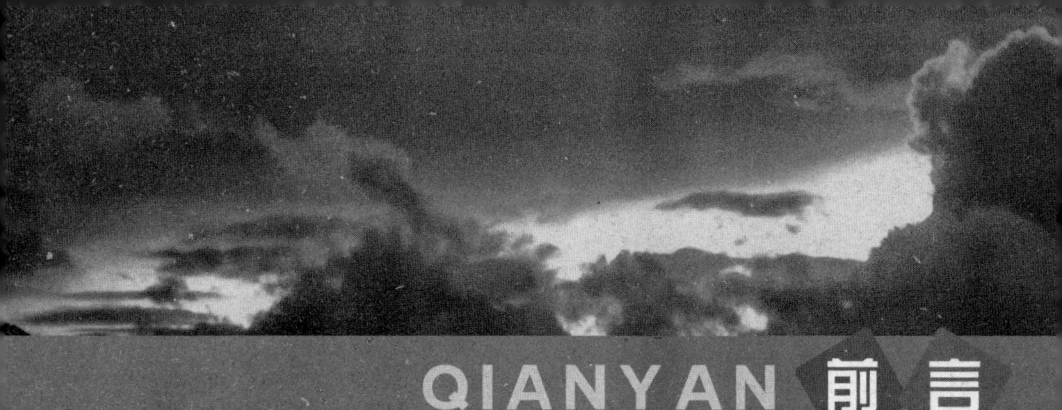

QIANYAN 前言

这本《人类新时代》是在人体解剖、人体生理、人体病理等知识基础之上，介绍现代发现和应用的有关“人体”的新知识。就是这些新知识把我们带到了新时代，活跃并扩大了我们的新视野，丰富也更新了我们的新生活。

在今天，由于医学、生物学、工程学等领域突飞猛进的发展，人体解剖、生理、病理方面的理论知识也在不断更新、不断进展，到目前已经达到了新的高度。

时代在前进，人们不仅需要有科学和经济的头脑，更需要有一个健康的体魄。

有人说：“人类进入21世纪就是一个竞争时代，生活节奏越来越快，没有点儿拼命精神怎么行呢？”然而，忙碌的朋友，万不可用生命当筹码无限消耗身体，到头来失去了健康悔之晚矣。

人体健康是人生第一财富，应该千方百计地关注。人体可分为三种状态：第一种状态就是健康，是最美好的；第二种状态就是疾病，是最痛苦的；第三种状态是以上二者之间的亚健康状态。三种状态之间是互相动态变化的，长期的疲劳状态得不

前言 QIANYAN

到恢复，就会转化为疾病状态。如果疲劳时能够得到及时休整或调解，就可能恢复健康；如果继续拼搏消耗，就可能出现疾病。疾病状态经过积极的治疗可能恢复健康，可是如果人体陷入困境之中，疾病达到危及生命时，就是再想补救也无济于事了。人的健康 15% ～ 20% 取决于遗传因素，10% ～ 15% 取决于医疗保健，20% ～ 25% 依赖于环境，而生活方式和条件则占 40% ～ 55%。由此可见，健康文明的生活方式对人体的健康是多么重要。科学家制定了健康工程，即“健康意识、健康知识、健康方法、健康投入、健康检测、健康储蓄”。当然，这里的每一项都有具体的要求。只要遵照执行，健康长寿是大有希望的。

健康是财富和幸福的前提，健康是延年益寿的基石。愿大家以健康的身体进入新时代。

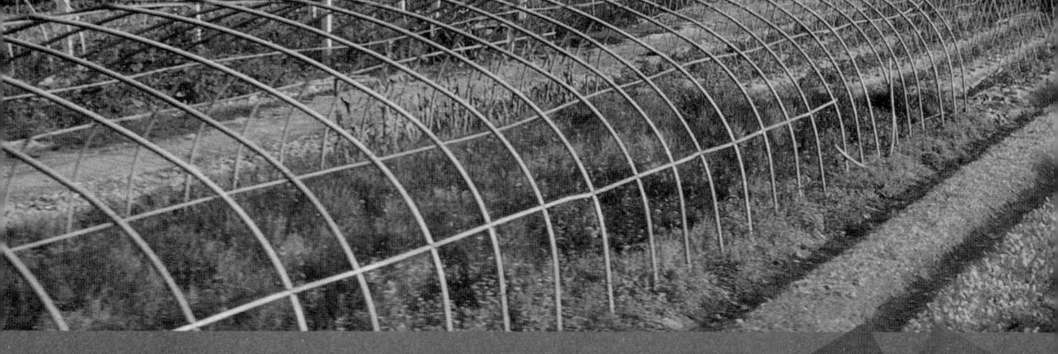

MULU 目录

第一章 走近人体生命医学

2 感谢太阳塑造生命
4 蛋白质组学是人类又一目标
6 珠蛋白是大脑的“蓄电池”
8 试管婴儿
10 “克隆羊”的冲击波
12 基因治疗正在启动
14 神经科学的发展走势
16 人的生命有三种记忆
18 延长生命活动的“调节器”
20 “万能输血”立交桥
22 少年春天长得快
24 传染病与遗传基因相关
26 细胞药物大显神威
28 人体巨大的微生态世界

第二章 营养保健不容忽视

32 合理营养需膳食平衡
34 “天然食品”与“绿色食品”
36 食物结构里有科学
38 少年必不可少的营养素
40 煮饭炒菜话营养
42 粗粮细米搭配营养全

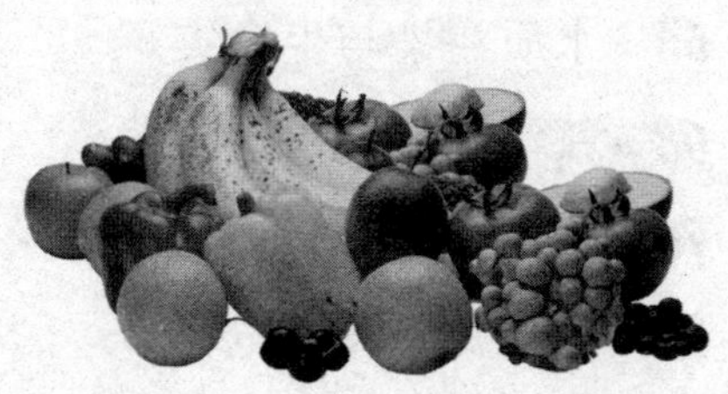

目录 MULU

44 要科学选择保健品

46 维生素不是越多越好

48 苹果保健新发现

50 用饮食为辐射告急解忧

第三章 遏制环境污染

54 生命与大气息息相关

56 空气污染对人体的危害

58 大气污染与气象变化

60 污染破坏了“空气维生素”

62 氮氧化物与光化学烟雾

64 警惕空气污染

66 水质污染与生命灾难

68 氟污染的“黑牙病”

70 铅污染

72 食品污染及其危害

74 噪声伤人

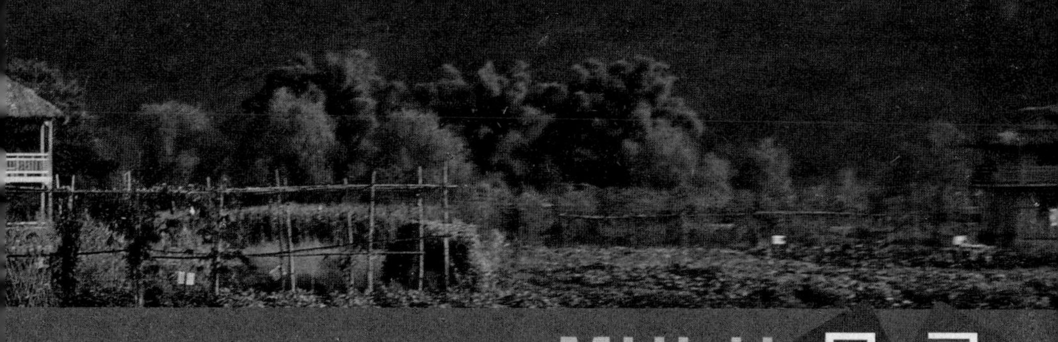

MULU 目录

76 绿化给城市带来生机

78 “基因污染”也会破坏环境

第四章 适应气象变化

82 气象医学保健

84 影响健康的气候

86 人体与气象的巧妙适应

88 观天防病

90 气象保健服务百姓

92 物候学走进健康理念

94 利用气候延年益寿

96 全球变暖威胁人类健康

98 天文潮汐与人类健康

100 沙尘天气危及健康

102 关注“臭氧层”

104 严防人工制造“冷气病”

106 电磁波埋藏着“暗箭”

108 增强高原反应适应能力

110 充分利用天然“疗养院”

112 太阳被誉为“神医”

114 太阳“发怒”使人类遭殃

116 披着金色外衣的“杀手”

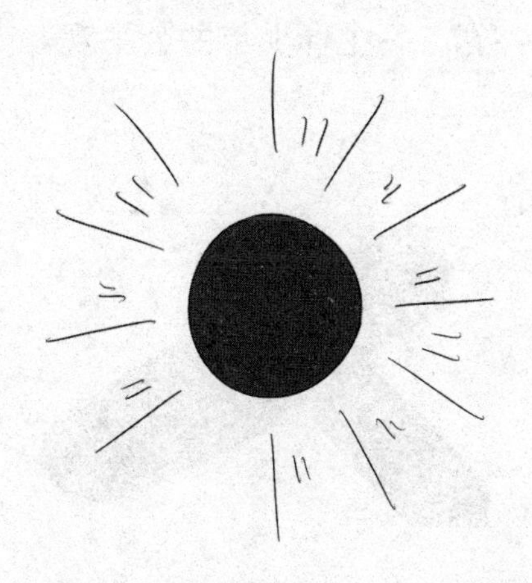

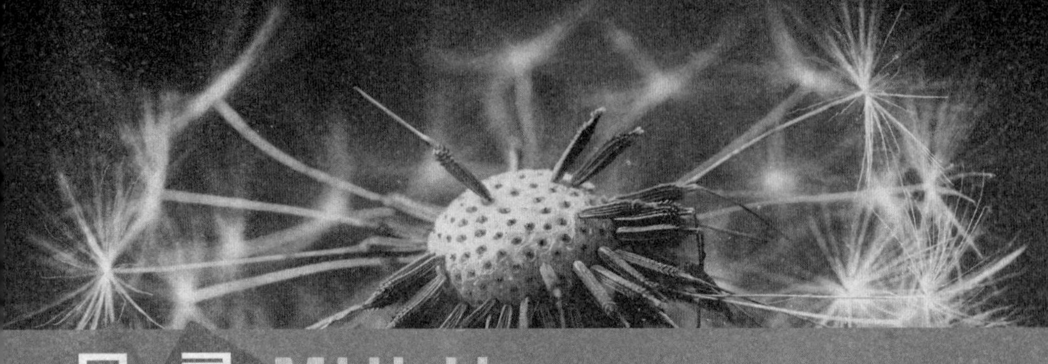

目录 MULU

第五章 保持健康快乐的心态

120 培养人的健康心理

122 青少年要培养积极的心态

124 适应社会天地宽

126 青少年需要快乐

128 善良是一种能力

130 信心是半个生命

132 鼓起勇气才能迎接成功

134 培养青少年的独立意识

136 懂得珍视信任

138 关注青少年的公平观

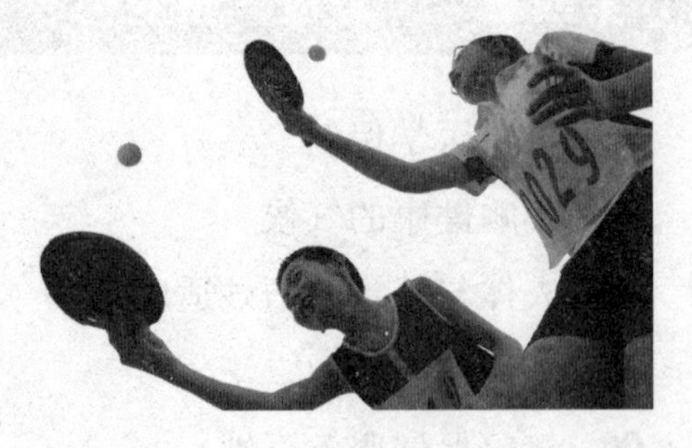

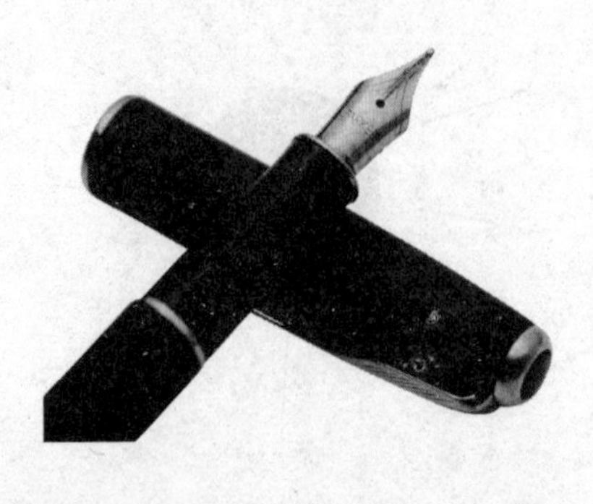

140 追求漂亮还是塑造美丽

142 青少年要培养自己的责任感

144 耐受力需要培养锻炼

146 拒绝诱惑

148 学会冷静应变

150 纠正青少年学习困难心理

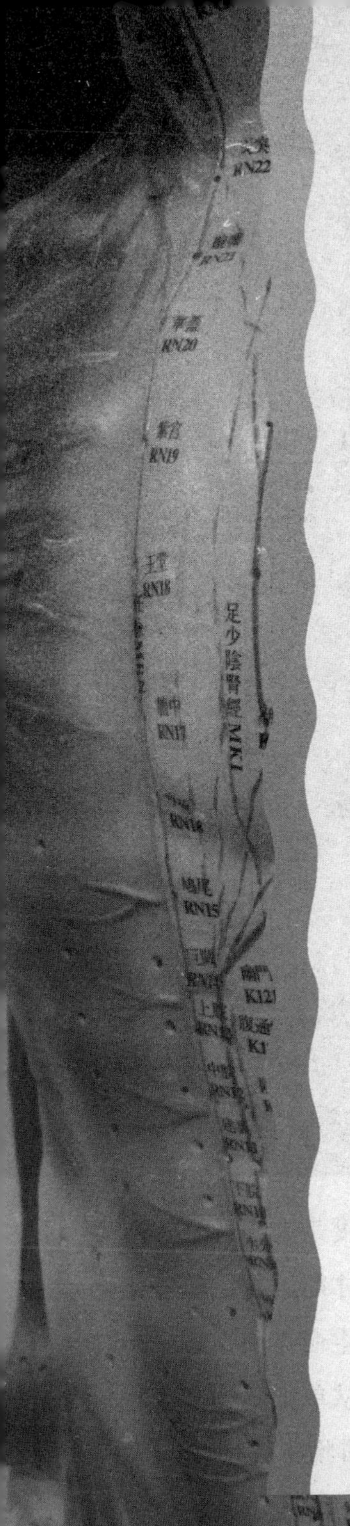

第一章 走近人体生命医学

基础医学是研究医学的基础知识的学科，包括人体解剖学、人体生理学、生物化学、微生物学、药物学、病理学等。我们的身体是由哪些组织、器官和系统组成的？它们各自具有哪些功能？又是怎样组成一个统一的整体呢？

人类认识自己的身体经历了一个漫长的历史过程。只有在科学技术飞速发展的今天，在前人对人体认识的丰富知识的基础上，运用各种现代化的仪器设备，经过大量的医学实践和科学研究，才得以对我们的身体有了越来越多的了解。

感谢太阳塑造生命

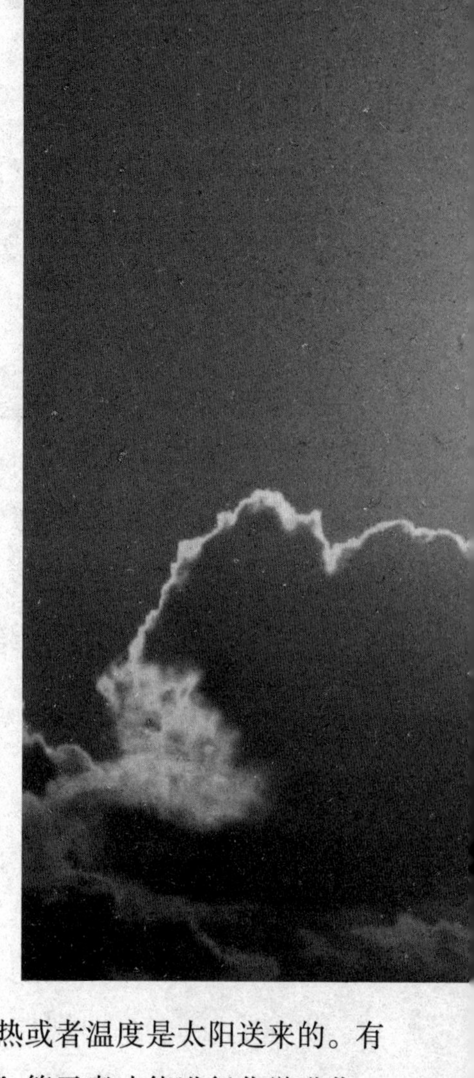

太阳，有着取之不尽的能量，它以自身的火热，普泽万物，使生命得以永恒。

生命，真像一只火炉，火炉需要经常加煤、添水，不断地消耗能量，才能热气腾腾。生命时刻都有心跳、呼吸、维持体温、新陈代谢，尤其是走路或劳动，全身肌肉在收缩，脑细胞在忙碌，这些都需要消耗能量。

应该说，没有太阳就没有生命。据古生物学家考证，远在30多亿年前，地球上有适宜的温度、必要的水分、适合的空气、充足的光和热，及各种元素组成比例适当，这些是生命产生的五大重要条件。其中的光、热或者温度是太阳送来的。有了这些条件，地球上的“碳、氢、氧”等元素才能进行化学进化，经过亿万年的演变才诞生了蛋白体——生命。生命在阳光雨露的滋润下，从无到有，从简到繁，从低级到高级，从单细胞到多细胞，经过几十亿年的进化，才有了今天的动物、植物、微生物三大类群，百余万种。人类生命的进化也有百余万年了，人类是从热带和

亚热带丛林里生活的古猿，经过“沧海桑田”的自然变化，由猿人、古人、新人的演变，从直立行走到用手劳动。在劳动中发明了工具，产生了语言，使器官和大脑不断发达，发展到现代人。所以说，自然界与人类的生命演变和生理活动是离不开太阳的。

有了太阳的光和热，宇宙才能充满生机，人类才能昌盛，历史才能蓬勃发展。我们能在今天的人世间走一程应该衷心地感谢太阳。

蛋白质组学是人类又一目标

随着人类基因组框架图的完成，科学家发现人类的基因总数与小鼠、果蝇乃至酵母的基因数目相差无几，远不如生物性能的差别那么巨大。是什么原因造成生物之间迥然不同的生命现象？在后

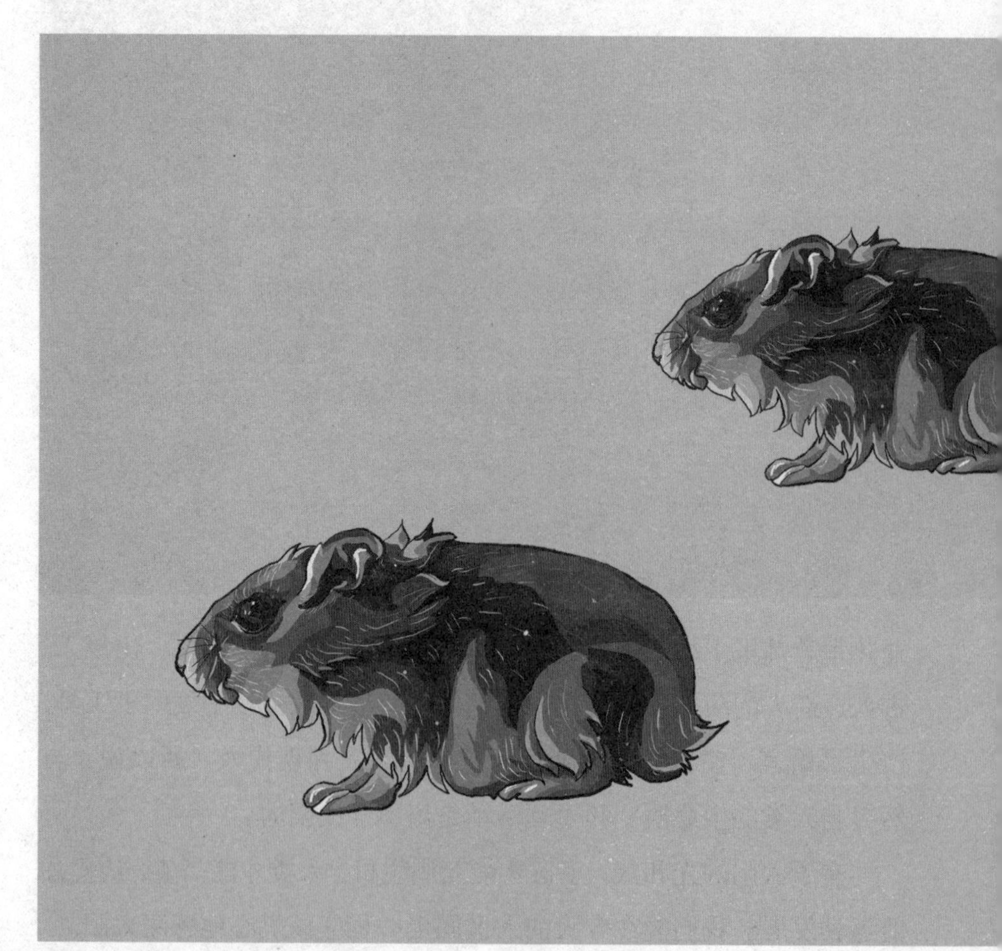

基因组时代首先要回答的问题是：基因是在什么地方、什么时候翻译成蛋白质的。因此，蛋白质的大规模研究（蛋白质组学）应运而生。

蛋白质组传递生物信息与基因组也显著不同，其种类以及表达水平呈现出空间和时间上的动态性。同一个细胞的蛋白质组在不同时期、不同组织中的蛋白质表达水平是完全不同的。例如，各种癌症的早、中、晚期的特定蛋白质是不同的。根据这一点，不但可以利用蛋白质行为和功能改变诊断疾病，还可以进行药物筛选。目前已知的大部分药物靶分子是分布在细胞的不同位置上的蛋白质，尤其是膜蛋白。蛋白质组学研究可以广谱地测定药物在同一时间、同一细胞、同一组织中的表达，用来检测现有的药物和加快新药的开发。利用基因工程的手段，科学家已经生产了很多基因重组的蛋白质产品，如干扰素、胰岛素等。可以预见，大规模、高通量的蛋白质组研究将会极大地加速药物的筛选和靶蛋白的发现。

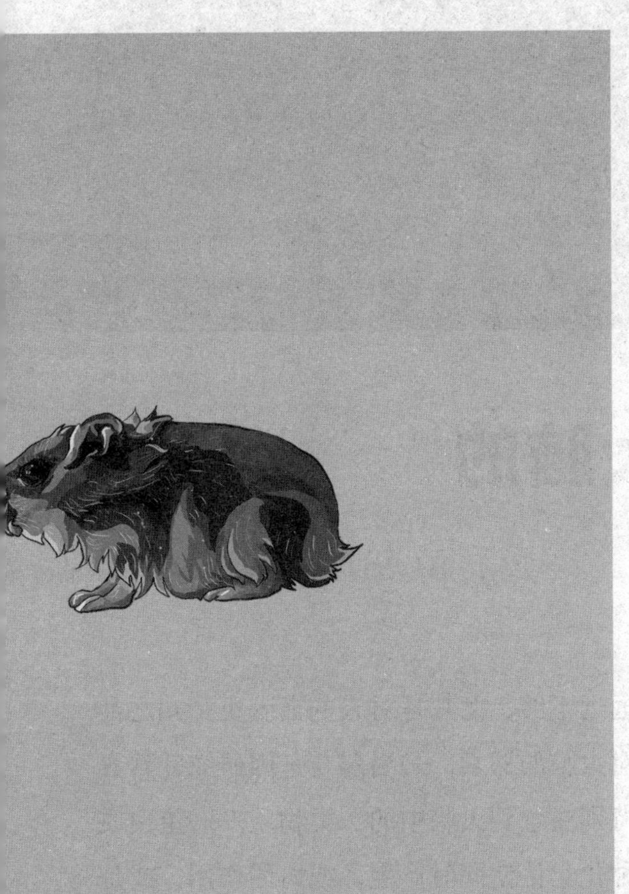

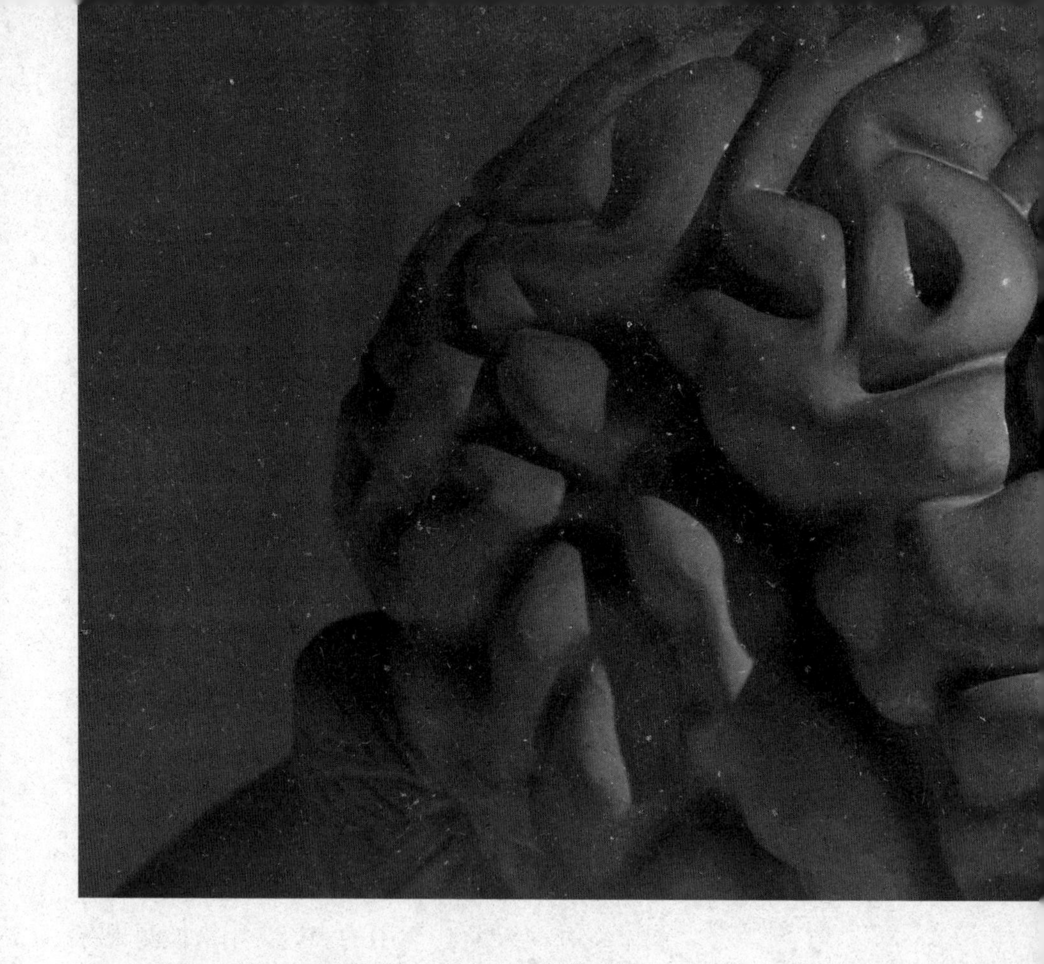

珠蛋白是大脑的“蓄电池”

人类对自己的认识远远不够，尤其是对人的大脑更是知之甚少。“人类脑计划”——对大脑的探索，是当前与基因研究并驾齐驱的科学热点。研究人员特别注意到大脑中的一类物质——蛋白质的重要性，因为它是与各种化学信使同时产生，或协同作用，或是化学信使产生的原因和结果。

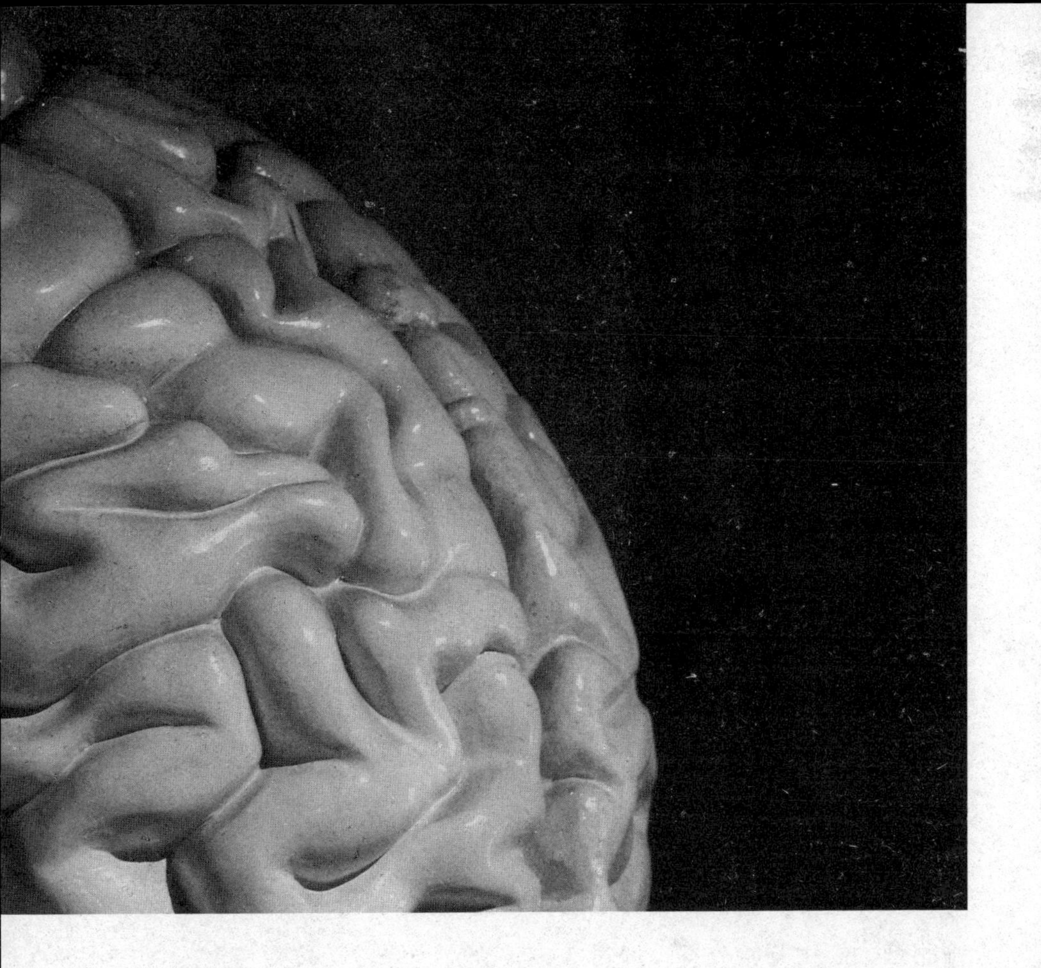

在脊椎动物中，珠蛋白有两种形式：一是血液中的血红蛋白，二是肌肉中的肌红蛋白。但是今天又在神经系统中发现了第三种珠蛋白。这种珠蛋白在神经系统中随处可见，主要存在于大脑，故称为神经珠蛋白。大脑中的珠蛋白之所以引人注目，是因为它的功能是贮存和运送氧气，而且神经珠蛋白与严重危害人生命和健康的中风、阿尔茨海默症密切相关。

神经组织耗费大量的氧气

大脑消耗着人体20% 的可供氧气。在大脑局部缺血状态下，贮存在神经珠蛋白中的氧气可以及时帮助维持神经功能。

试管婴儿

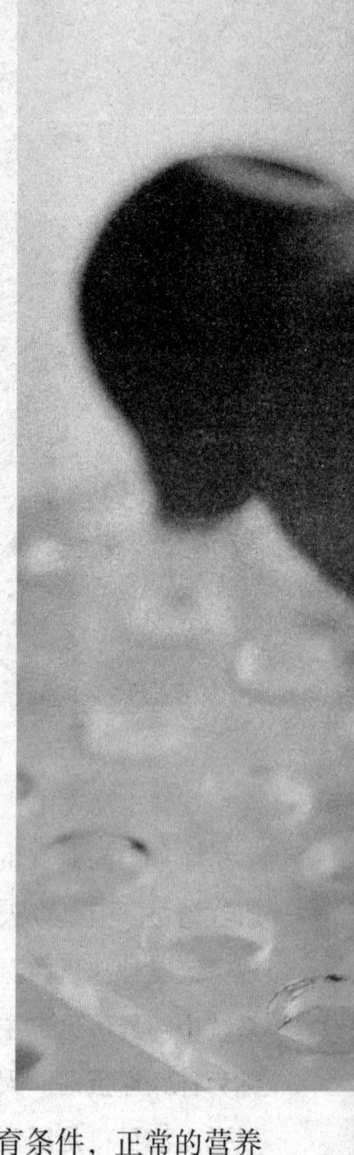

“试管婴儿”是个形象性的说法，在医学上称为“体外受精和胚胎移植”。这是现代高科技产物。

1978年7月25日中午，在英国北部的一个小诊所里，世界上第一个“试管婴儿”通过剖宫产手术来到了人间，她就是路易丝·布朗。因为路易丝的父母不能正常生育，所以才有路易丝·布朗这个“试管婴儿”。从此之后，“试管婴儿”相继在世界各地出生。

现代医学证明，人类自然生育机理是：精子和卵子结合，受精卵在母体内，一边下落到输卵管，一边开始分裂，经过3～4天，当受精卵变为64～128个细胞时到达子宫，并固定在子宫内膜上，俗称“着床”。此后，细胞继续分裂，组织分化，器官形成，通过脐带接受母体营养，经10个月左右，婴儿从母体生出。这就是人的正常生育过程。由此可见，一个婴儿的诞生必须具备：一是生育材料，即精子和卵子；二是生育环境，健康的母体；三是生育条件，正常的营养供给。如果男方或女方生殖器官发育不成熟或者有缺陷，就会引起不孕，即不能生育。经过科学家的调查，不孕夫妇在已婚人群中占有一定比例，对于盼儿盼女心切的不孕夫妇，“试管婴儿”的诞生，

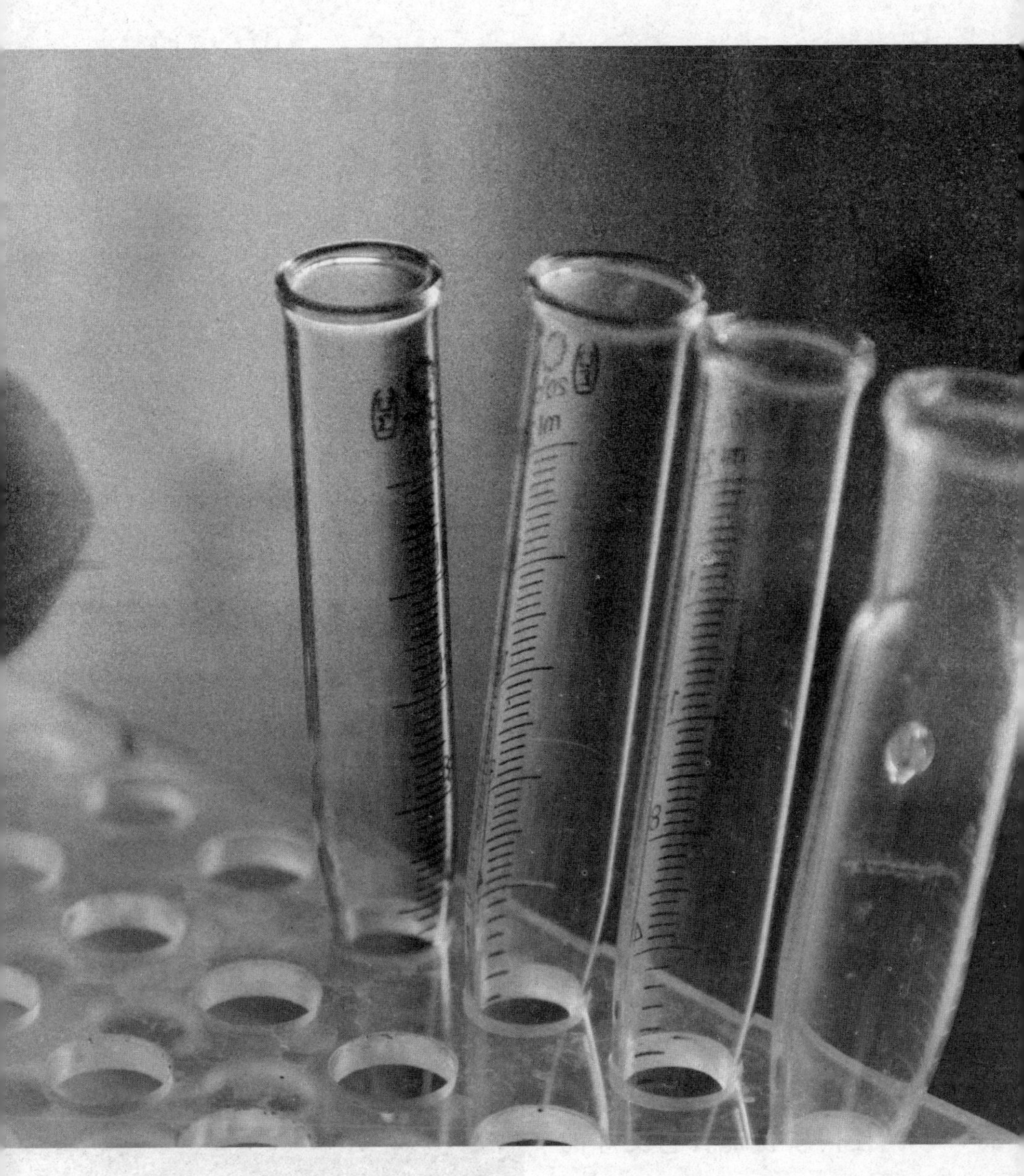

不能不说是个巨大的福音。

虽然“试管婴儿”技术日趋成熟，但是由于造价昂贵，也不是一般不孕夫妇所能接受得了的。即便如此，这项技术也为生命的新起点开辟了新的里程。

“克隆羊”的冲击波

1997 年 2 月 27 日，英国的《自然》杂志刊登了苏格兰爱丁堡的罗斯林研究所使用体细胞核克隆技术，培育出一头名叫“多莉”的小绵羊。这一科研成果引起全球性的震动，掀起了巨大的冲击波，社会各界都在广泛关注。有人甚至将这一研究成果衍生为科学家将来能够完全复制人的重大新闻。1997 年 3 月 4 日，美国总统带头声明，严禁克隆研究，并禁止政府资助克隆人的研究课题。随后不少国家政府发表声明，大有将克隆动物技术扼杀在摇篮之势。

一个科研成果，何以能引起如此巨大的反响？说到底，人们担心的就是将来是否有一天会出现“克隆人”？克隆出来的人与被克隆的人在形体、外貌、智力、经历上是否完全一样？克隆出来的人对人类社会、法律、家庭将会产生什么影响？对人类遗传、行为、健康和进化将会带来什么后果？

任何事物都有它良好的一面，也有它不利的一面。人们担心克隆技术为今后人类社会发展带来许多潜在的负面效应。这主要表现在人类进化受阻、性别失调、家庭关系受损、血统关系混乱、法律界定不清、人际关系乱伦、社会伦理无法规范等。如果我提供了体细胞核，你提供了卵细胞质，她提供了子宫作为胚胎发育环境……那么，谁是父？谁是母？谁是子？人伦何在？法律、家庭、伦理、道德如何规范？有权有势力、战争元凶们能否一代又一代地复制自己？这一切与情、理、法都不相容，也是善良的人们不愿意看到的。

但是，人类是有理智的，应该相信科学是不会为别有用心的人所利用的。人类社会的正气是占主导地位的。人类社会已经进入文明时代，只要充分发挥出克隆技术良好的一面，也会给人类带来积极的正面效应。

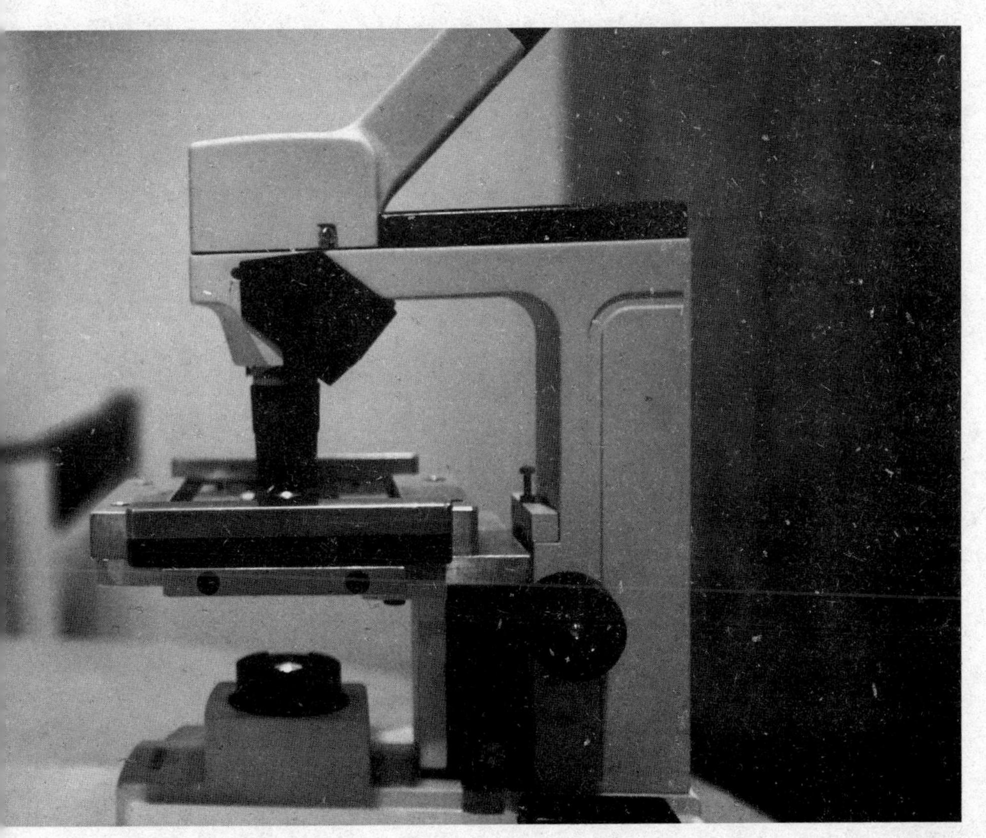

基因治疗正在启动

现已查明，人类的遗传病有上千种。遗传病是特定的遗传基因变异所致，也有些疾病与基因引起的改变有关。基因就存在于人体细胞核内的脱氧核糖核酸（DNA）分子的一个片段上。它是由一定数目的核苷酸按一定顺序串联而成。基因的大小甚为悬殊，每个基因平均由上千个核苷酸对组成。

1976 年，美国学者科纳拉用人工办法合成了第一批基因，为基因治疗提供了新的手段。1990 年 9 月 14 日，美国国立卫生研究院医疗中心的医生，用滴注法将一种灰色溶液给一名患有先天性重度免疫缺陷病的 4 岁女孩输入静脉，使其免疫功能逐渐恢复。相继，洛杉矶儿童医院也治好另一例 9 岁患先天性免疫缺陷的病儿。

基因治疗疾病的范围很广泛，像免疫缺陷病、遗传性疾病、癌症、心脑血管病、糖尿病、阿尔茨海默症、帕金森病、红斑狼疮、艾滋病等。基因治疗的方法有：基因插入，将有害外源基因插入体细胞内缺陷处，使有病细胞自动死亡，将无害的外源基因替换已经变异的基因，使细胞“改恶从善”；基因转移，将有杀伤作用的细胞因子转移到病人体内，以求得有抵抗的效果；基因重组，应用基因工程方法重组新的细胞，对抗一些恶性细胞和药物的副反应。

基因疗法已经从实验室走向临床，这是医学史上新的丰碑，也为人类征服遗传病带来了新曙光。

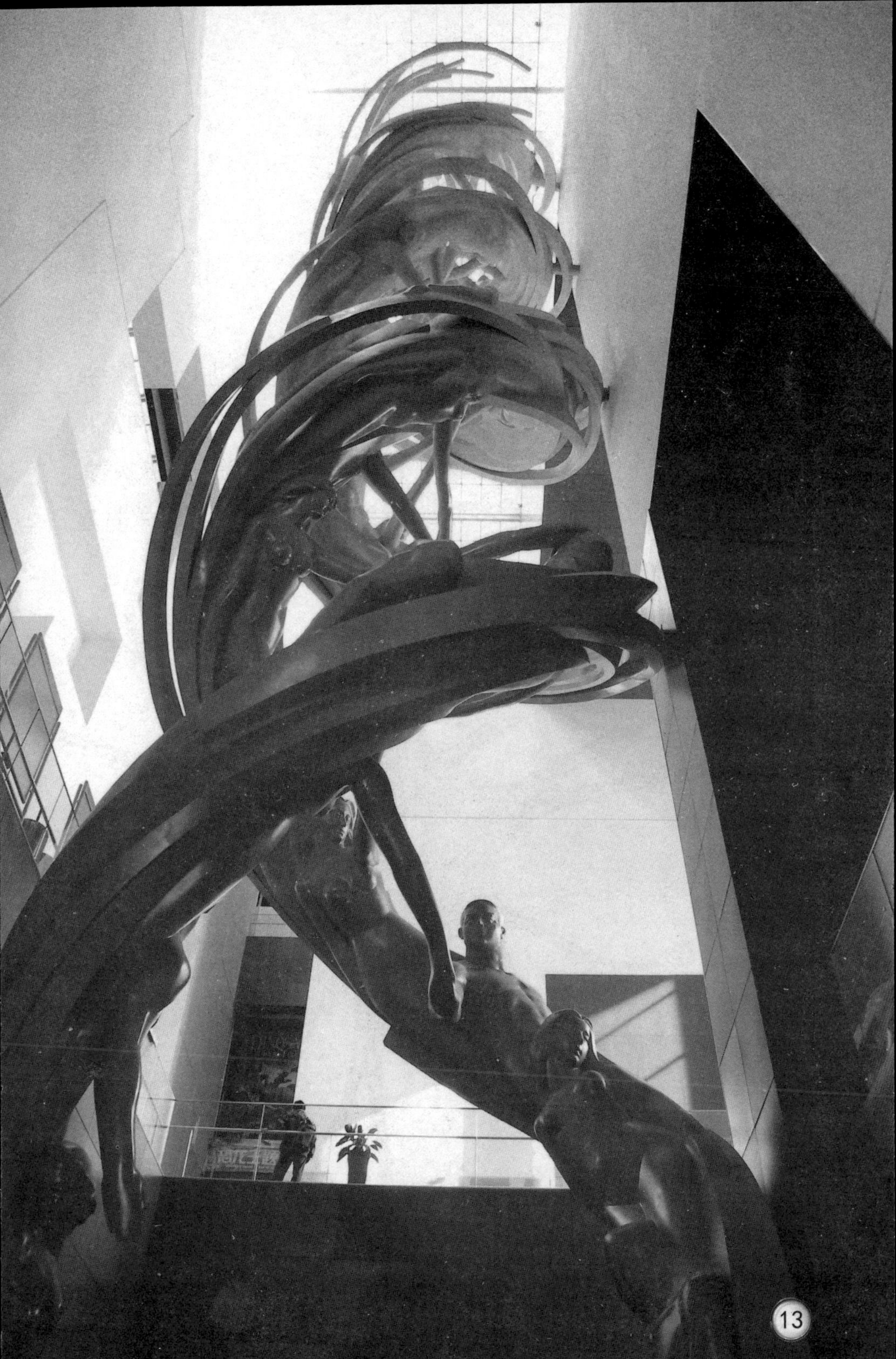

神经科学的发展走势

人类之所以成为万物之灵，主要靠的是在生命进化过程中获得了其他生物无法比拟的大脑。然而，对于高度复杂的脑结构及其工作原理,人类至今仍知之甚少。如何有效地预防和诊治各种脑疾病，日益成为亟待解决的重大医学问题。专家认为，脑研究的最终目的

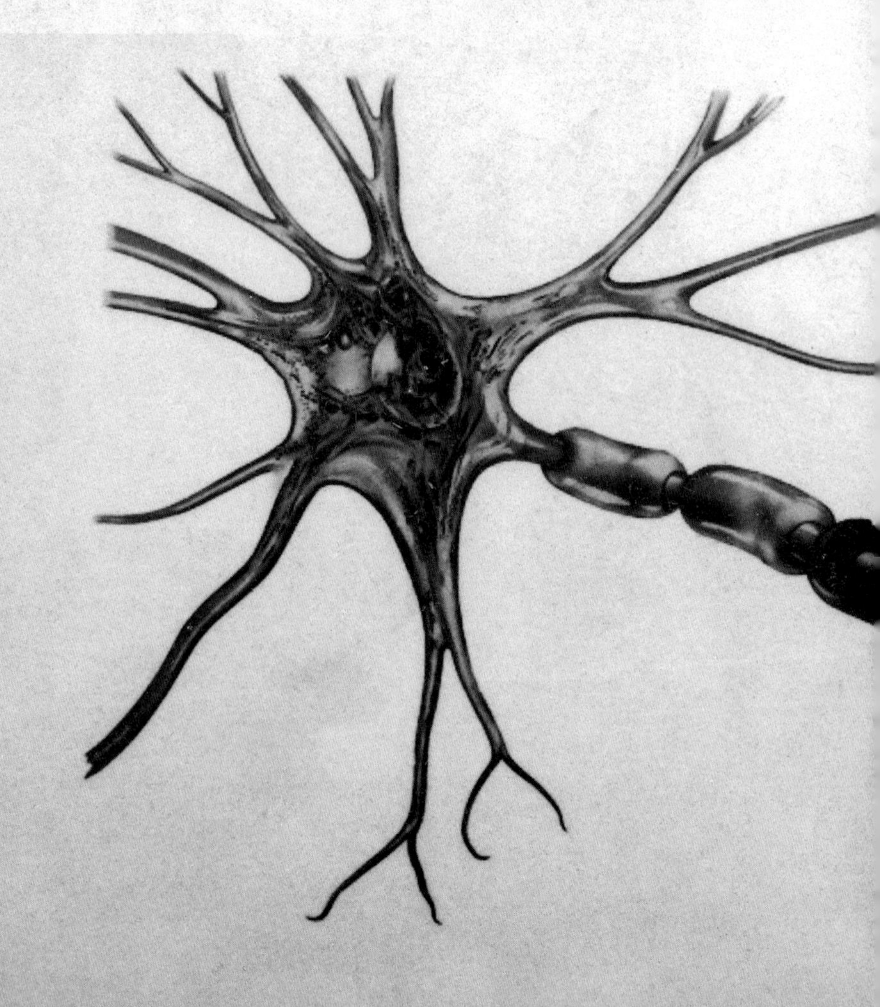

在于阐明神经中枢系统如何控制机体的各种行为。因此，今后脑研究的内容主要包含“了解脑、保护脑和开发脑”三个层次。

了解脑是从分子、细胞、网络、神经回路和全脑水平进行研究，分析神经系统的结构和功能，揭示各种神经活动的基本规律；通过明确描述神经系统疾病的病因、机制，以防治由于精神紧张、焦虑、应激而产生的神经官能症等身心疾病，以及颅脑和脊柱外伤、老年退行性变性疾病（阿尔茨海默症、帕金森病）；开发脑的研究，旨在进一步发挥人脑的潜力，增强智能，模拟脑的工作原理，设计制造新型智能电脑。

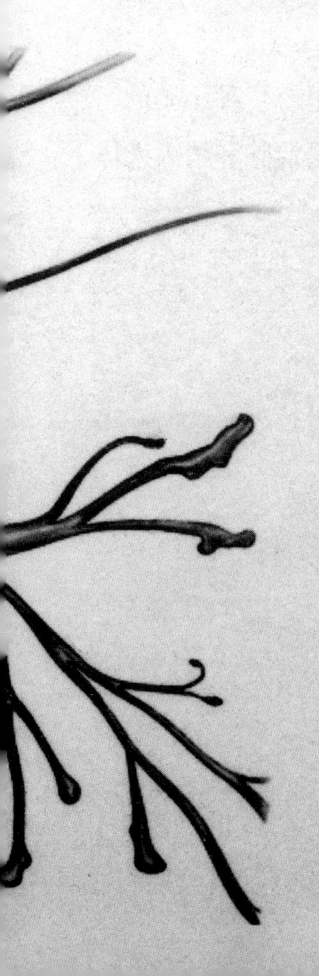

关于神经科学的发展趋势，专家认为主要是分化与整合，或称微观与宏观。随着神经生物学发展和分子生物学的崛起，人们对神经活动本质的研究正迅速深化还原到细胞和分子水平，从而促使神经科学发生革命性变化。例如，神经递质间的平衡关系是保障脑和机体正常功能的基础，若对此有了全面的了解和更细致的分析，则可采用新的手段增补或减少递质以控制其效应。而这种平衡的重建，意味着为癫痫、帕金森病、舞蹈病、老年性痴呆症、精神发育迟缓、精神分裂症等疾病提供新的有效治疗方法。还可能开发出一批副作用小、疗效高的优良药物。

人的生命有三种记忆

近年来，俄罗斯生物学家亚历山大·卡缅斯基得出结论：人的生命记忆不止有一种，而是有三种。

人的第一种记忆为遗传记忆。因为在生殖细胞——卵细胞和精子中已经“记录”下任何一种生物的构成和活动原理，而这一“活动细则”将作为一组基因随着生殖细胞世代相传。遗传记忆有一种顽固的惰性，很难有所改变。

人的第二种记忆为免疫记忆。在人体的血液里有一种小小的、具有献身精神的细胞——淋巴细胞。它的使命就是清除和消灭人体

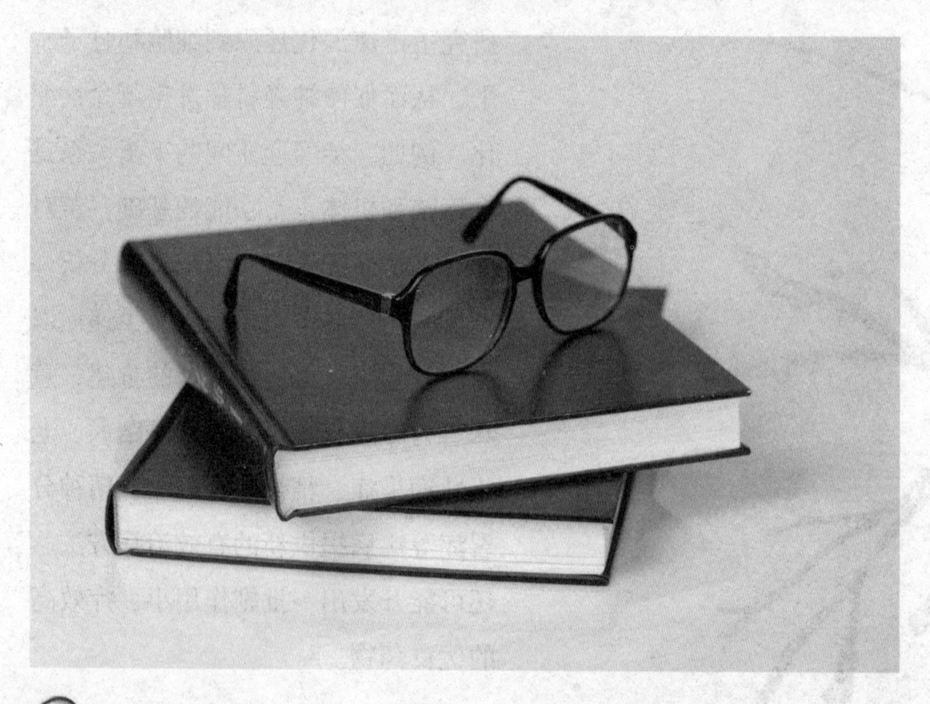

的敌对微生物和有毒物质，同时使体内产生抵抗疾病的抗体去“胶合”致病物质。这就是人体的细胞免疫和体液免疫。免疫细胞有很好的记忆力，能严格区分开哪些是自身细胞，哪些是异己细胞，能在短暂的几天里牢记“敌人”的特征，还能将这种信息传给下一代。例如，凡得过麻疹、水痘、猩红热等传染病的人，可以获得终生的免疫力。此外，在人体内还存在着识别和消灭癌细胞的免疫力。如果人体的免疫记忆出了问题，造成免疫功能低下或缺陷，那么后果不堪设想。

人的第三种记忆为神经记忆。这就是我们平常说的记忆力。生理学家对神经记忆研究很久，但至今对它的机制知之甚少。神经记忆分为短期记忆和长期记忆，也称为临时记忆和终生记忆。

总之，遗传记忆使先祖变成了人，免疫记忆能保证和卫护身体健康，而神经记忆决定了一个人的个性、智慧和思维方式，使人从漫长的进化中走向未来。

短期记忆和长期记忆

短期记忆只能记住几分钟，例如，有的电话号或者天气预报等，只能在短时内记住几个信息单位。这种记忆不牢固，精力稍有分散就遗忘了。但是如果信息强烈，感受深刻，将来用得着，那就会自动转入长期记忆，有时一辈子不忘。

延长生命活动的“调节器”

人体像机器一样需要灵敏有效的调节系统。人体生命活动的“调节器”就是神经和内分泌系统。过去，人类对这方面的认识不足，近年来有很多新的进展。

神经系统发出的神经冲动，沿着神经以“有线通信”的方式控制各器官的活动；内分泌系统释放化学物质——激素，弥散到细胞外液，以“无线通信”的方式控制各器官的活动。各种激素的作用都有一定的特异性，人们把某一种激素作用的对象称为这一激素的“靶器官”“靶腺”“靶细胞”，意思是指该激素像箭似的射中它特定的靶。

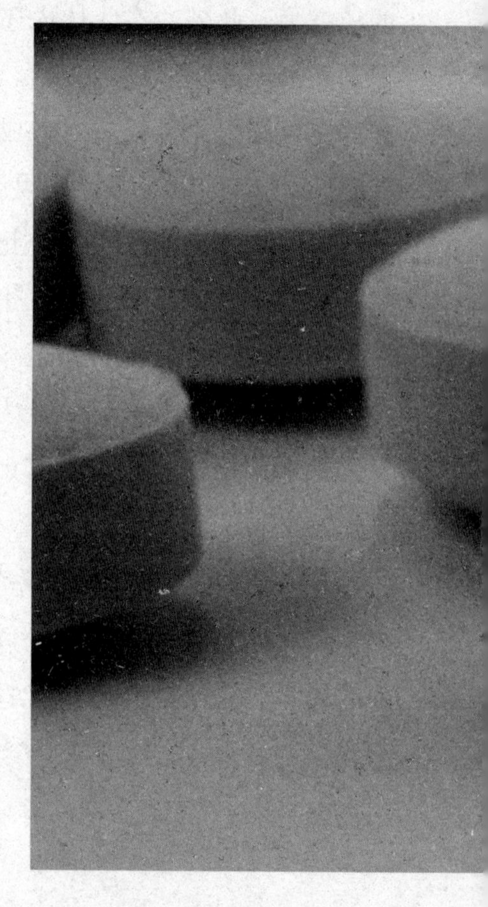

激素是内分泌腺体分泌出来的有特殊生理作用的化学物质。激素在体内的量也很小，常用来做单位的量不是克，也不是毫克，而是微克和纳克，真是微乎其微。然而，激素的作用很显著、很重要。

激素的低浓度、高效应以及作用的多样广谱，赋予了内分泌以神奇的色彩。内分泌成员的关系层次分明而复杂，既有隶属，又有协同；既有配合，又有制约。以“下丘脑—垂体—甲状腺”为例，垂体活动受下丘脑指挥，垂体分泌促甲状腺素，促进甲状腺的合成，甲状腺素又调节全身组织细胞的新陈代谢。反过来，甲状腺分泌甲状腺素增多对下丘脑和垂体又有抑制作用。有人比喻，“下丘脑—垂体—外周腺体”三者的关系，很像半导体三级放大电路，颇为恰当。因此，内分泌腺体一处发生“故障”，往往会影响其他多处出现问题，这就为医学临床揭开了内分泌之谜的面纱。

人类将激素的结构弄清楚了，有了合成的程序方法，就会得心应手地为内分泌疾病提供行之有效的治疗。如果基因疗法普及了，许多有遗传因素的内分泌疾病就会迎刃而解。

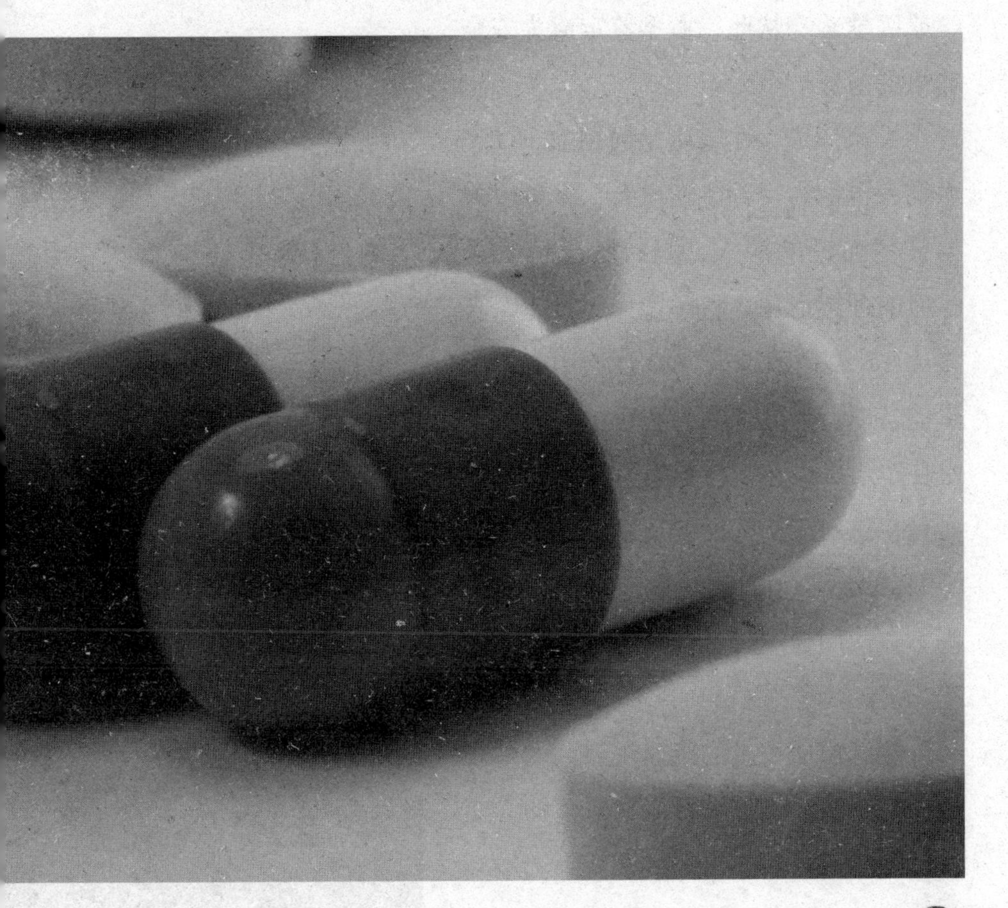

“万能输血”立交桥

1900 年，维也纳医生卡尔·兰德斯坦纳在实践中发现了 A、B、O 血型和 Rh 因子等，开辟了输血历史上的新纪元，并荣获了 1930 年诺贝尔生理学或医学奖。从此，血型鉴定成为安全输血的前提。

大家知道，O 型血是通用血，O 型血的人也称为“万能输血者”，可以输给任何血型的病人，是特殊环境安全输血的理想血源。科学家大胆设想，若将 A、B 型血改造成为 O 型通用血，大量储备以备不时之需，在医学上，特别是在军事医学研究中具有重要的意义。而且，这对于治疗需要反复输血的病人（如镰刀型贫血、地中海贫血、白血病等），使用通用型血也是理想的治疗方案。

随着输血技术的飞速发展，血型改造成果斐然，构成“万能输血”的立交桥已经建成。

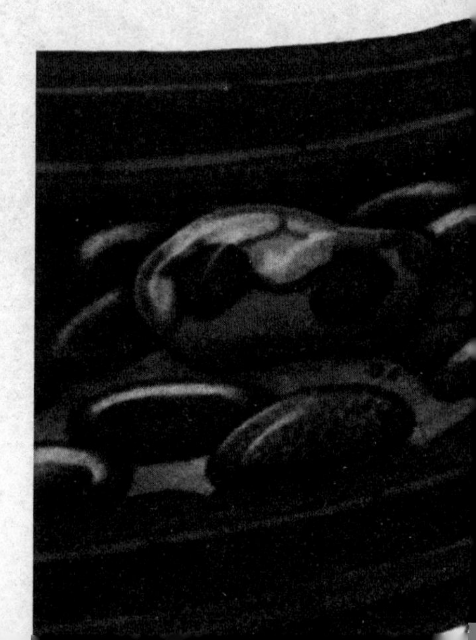

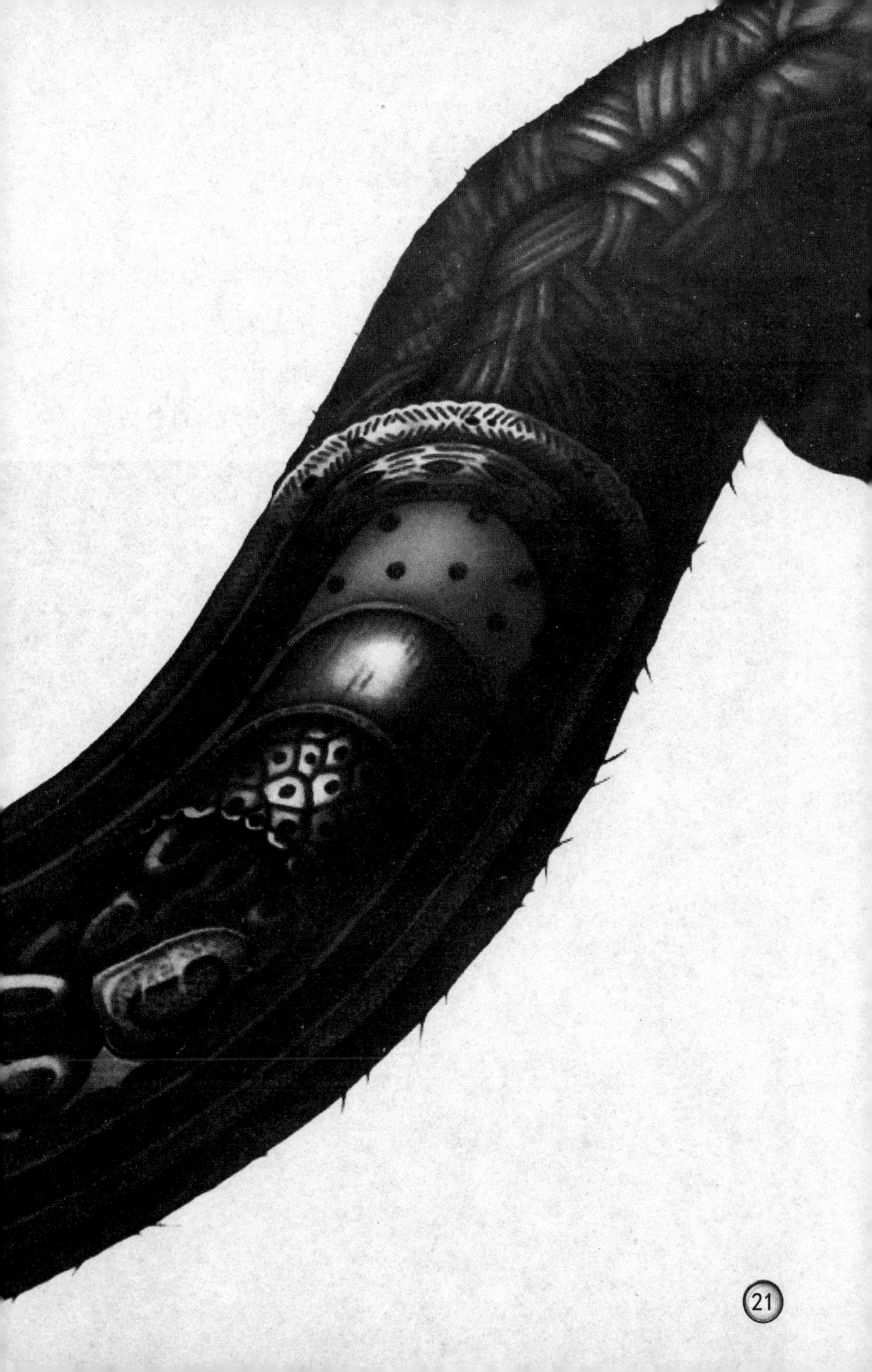

少年春天长得快

人们都盼自己的孩子长得健壮高大。少年也期望自己长个大高个儿。过去只知道人的身高与遗传、营养、运动有关。科学家新建议，孩子要想长得高，必须抓住春天的大好时机。

奥妙何在？原来得益于阳光中的红外线和紫外线。红外线具有

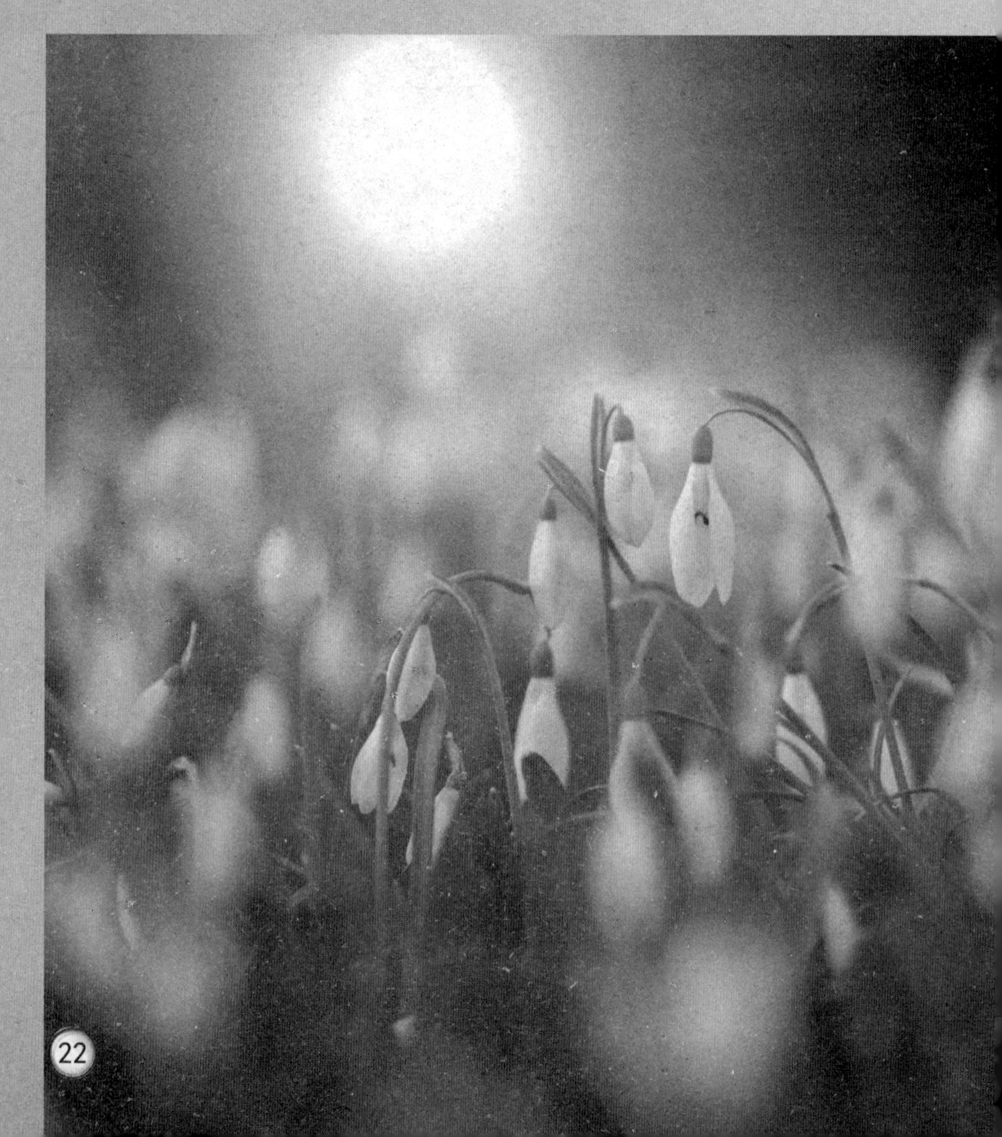

穿透物体并加热的作用，使人体深层组织的血管扩张，加速骨骼的血液循环，使骨细胞得到更多的营养物质，同时脑垂体组织的血液循环也加快，促使生长激素的分泌量增加，这些均有利于身体的生长发育；紫外线则能刺激造血机能，使红细胞数量增多，

长高个子的好食物

奶类、蛋类、动物肝脏、各种蔬菜、水果、芝麻、花生，及海产品等。

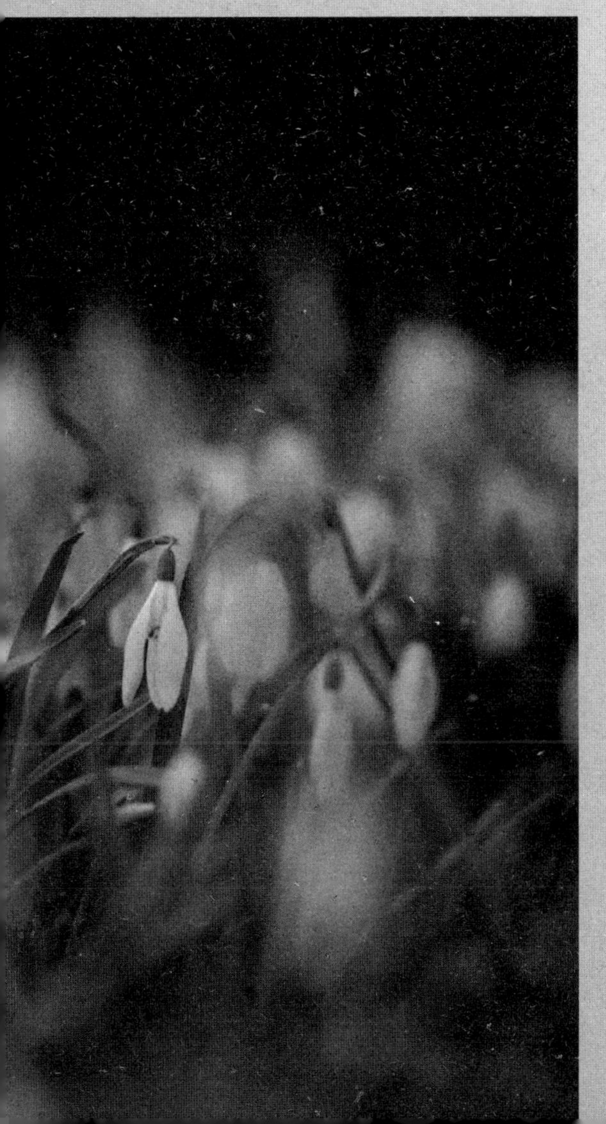

更重要的是还可以使皮下组织储存的7-脱氢胆固醇转变为维生素D，而维生素D进入血液后能有效地促进钙吸收，并提高骨骼对钙的摄取能力。两者相加，个头自然长得更高。

为了配合春天这一大好时机，从强化营养、保证睡眠、合理运动、防治疾病这四方面努力，会达到预期效果。少年会长多高个儿，与遗传密切相关，但是与后天的许多因素也息息相关。要抓住春天的良机，让自己长得更高。

传染病与遗传基因相关

由病原体如细菌、病毒等侵入人体而引起病理反应，并能在人群中互相传染的疾病，称为“传染病”。由于这些病具有传染性，可蔓延传播，因此对人群的危害很大。病原体离开传染源到达另一个人体所经历的过程及方式，有飞沫传播、空气传播、水传播、饮食传播、接触传播、昆虫传播等。每种传染病可以有一种或一种以上的传播途径。如肠道传染病主要通过排泄物传播，肺结核通过飞沫和痰传播，肝炎通过接触、饮食传播，等等。

过去认为，传染病就是病原体传染致病，与遗传基因无关。只有那些遗传病才与遗传基因有关。然而，自从2000年6月26日人类基因草图框架研究公布以来，有关基因与疾病关系的研究成果层出不穷。研究成果表明，同是一种乙型肝炎病毒感染，不同个体所产生的

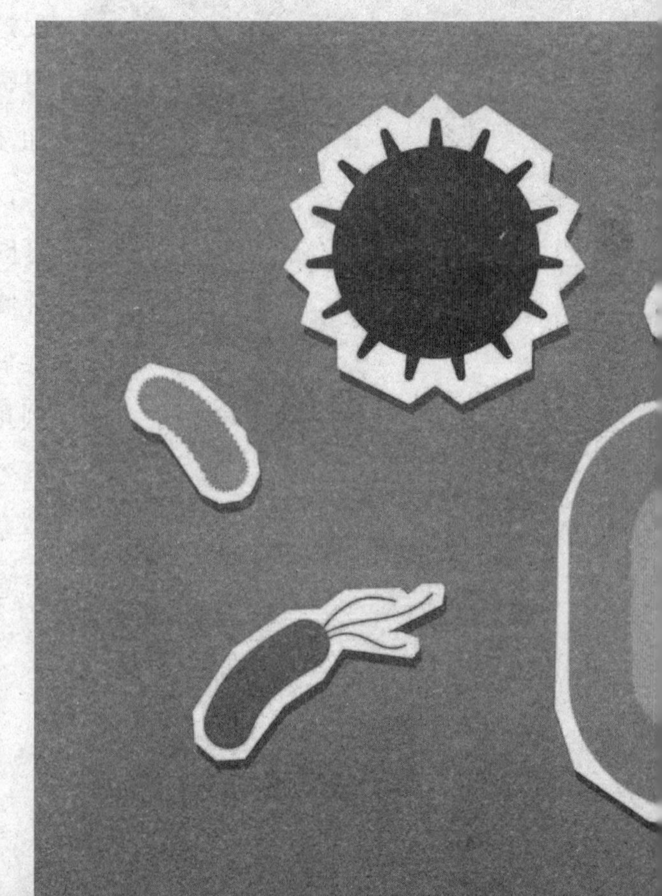

结局不同，12 岁以下儿童易发展为慢性肝炎，而成人多为急性肝炎，少数发展为严重肝病。有些人表现为急性自限性肝炎、慢性肝炎甚至肝硬化、肝癌，而有些高危人群能免受感染。在同一家族系或血缘关系相近的人群中存在类似的发病特征。同一种抗乙肝病毒药物或疫苗对不同个体产生的治疗和预防效果也不尽相同。

遗传基因可能是影响乙肝发生、发展、疗效和预后的主要因素。从这个角度可以解释我国乙肝感染率和发病率比欧美白种人高的原因。如果进一步将“中国人的基因多态性特点及其对乙肝病毒遗传易感性的研究”深入进去，再证实某些传染病的发病率和严重性与某种蛋白和 DNA 多态性之间的单一关系，更是揭示人体基因巨大的多样性、复杂性和特殊性，就会更有效地指导传染病的防治工作。

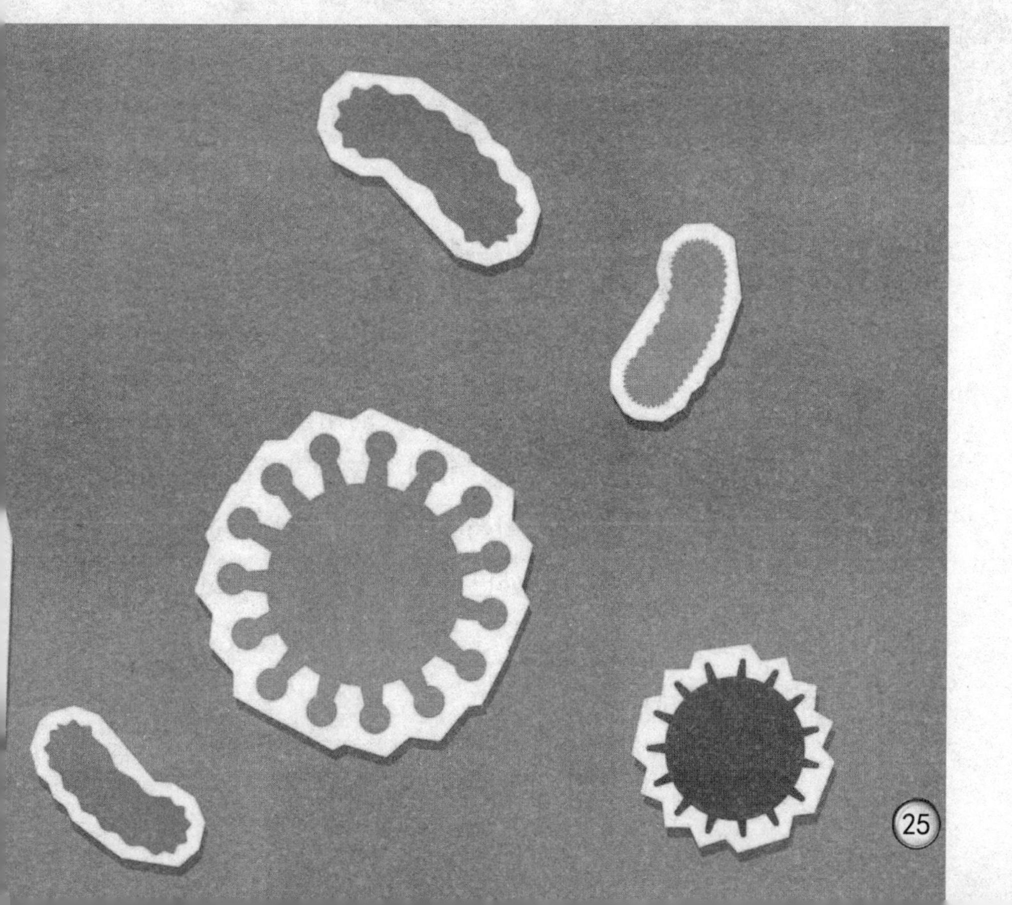

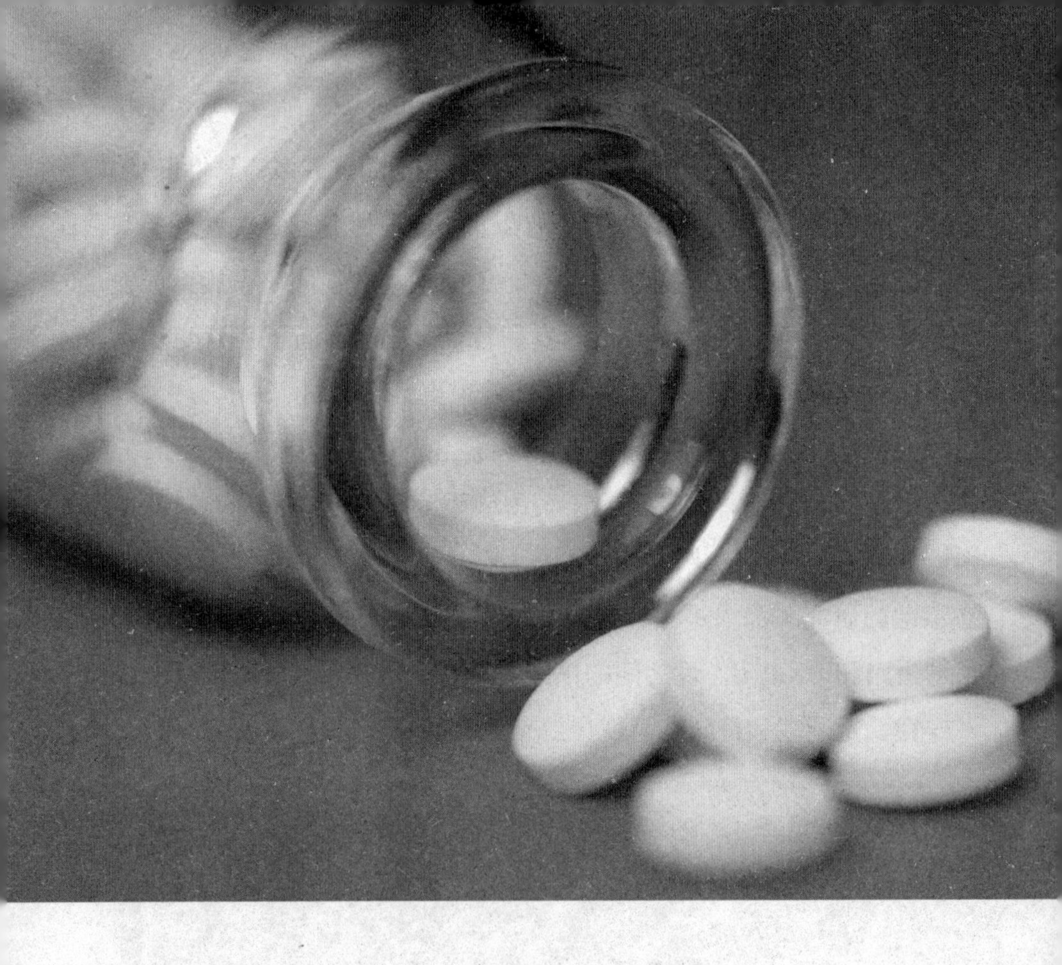

细胞药物大显神威

生病吃药是为了治病。为了便于病人的用药，人们把药品做成许多剂型，像散剂、片剂、水剂、酊剂、膏剂、针剂等。可是这些药物每次用量很大，还得每天用药 3～4 次。药物经过消化吸收和血液循环流遍全身，到达病灶处已经很少了。这极少量的药物对于病灶的治疗只能像“蜻蜓点水”，其效果也微乎其微。同时，药物很快就被人体分解排出体外。

而且，不少药物有很多毒副作用，还容易损伤人体的一些器官和功能，细胞药物就没有这方面的问题。

细胞药物的关键性工作是在细胞膜上钻孔装药。经过多年的试验和探索，生物学家吉英尔曼博士终于发明了用电在细胞膜上“钻孔”的方法。他们首先把从病人体内抽出的血液放到温度在冰点以下的药物溶液内，其次在1/2000秒内，对溶液施加每厘米1000～10 000伏的瞬时电压。虽然电压很高，但细胞膜上所承受的实际电压只有1伏。应用这种电化学方法钻孔的直径可根据需要控制，若钻小孔可用低电压，若钻大孔可用高电压。当打孔后药物与细胞液连通并流入细胞内，使细胞内外的药物密度相同。当温度回升到30℃以上时，细胞膜上钻孔便自动封死，恢复原状。红细胞的寿命平均为3个月，药物跟随细胞运输集聚而释放。

细胞药物的最大优点是可用来包围和歼灭人体内受感染的细胞或特异致癌的细胞，而不伤害其他细胞。根据治疗的需要，随意“命令其停留患处，并释放出所含的药物”。细胞药物的研制成功是现代医药史上的重大突破，不仅有助于治疗癌症和其他疾病，而且对于治疗各种遗传病也提供了美好前景。

当前，癌症是人类健康的死敌，也是因为细胞的基因出了问题，癌细胞才任意生长，胡作非为。如果细胞药物能使癌症细胞核内的基因移植，那将为基因工程治疗开拓出广阔的前景。

人体巨大的微生态世界

人体是一个非常繁杂多变的并且生命个体繁多的综合体，从表面上看，是由各种组织、器官、细胞组成的。其实，除了自身由百万亿个体细胞构成，还有百万亿细菌与人体共生，在体内形成了庞大的微生态系统，主要存在的微生态环境有从口腔到肛门的消化道、生殖泌尿系统、呼吸系统等。不同的部位，有不同的生存环境，共生的细菌种类也不同，数量多少也有区别。就是这些细菌与人体构成了生态平衡，人体才能赢得健康。如果一旦失去了这个平衡，人就会生病。

就拿消化道来说，每天排泄物中的细菌分布在肠道不同部位，利用适宜的温度、空气、酸性和丰富的营养条件，大部分以几分钟繁殖一代迅速增长，帮助消化食物，促进吸收营养物质。排便的臭味和气体就是细菌的代谢产物。肠道细菌对于人体可分为好、中、坏三类。

必须提出警示的是：人体微生态系统中的细菌都惧怕抗炎药

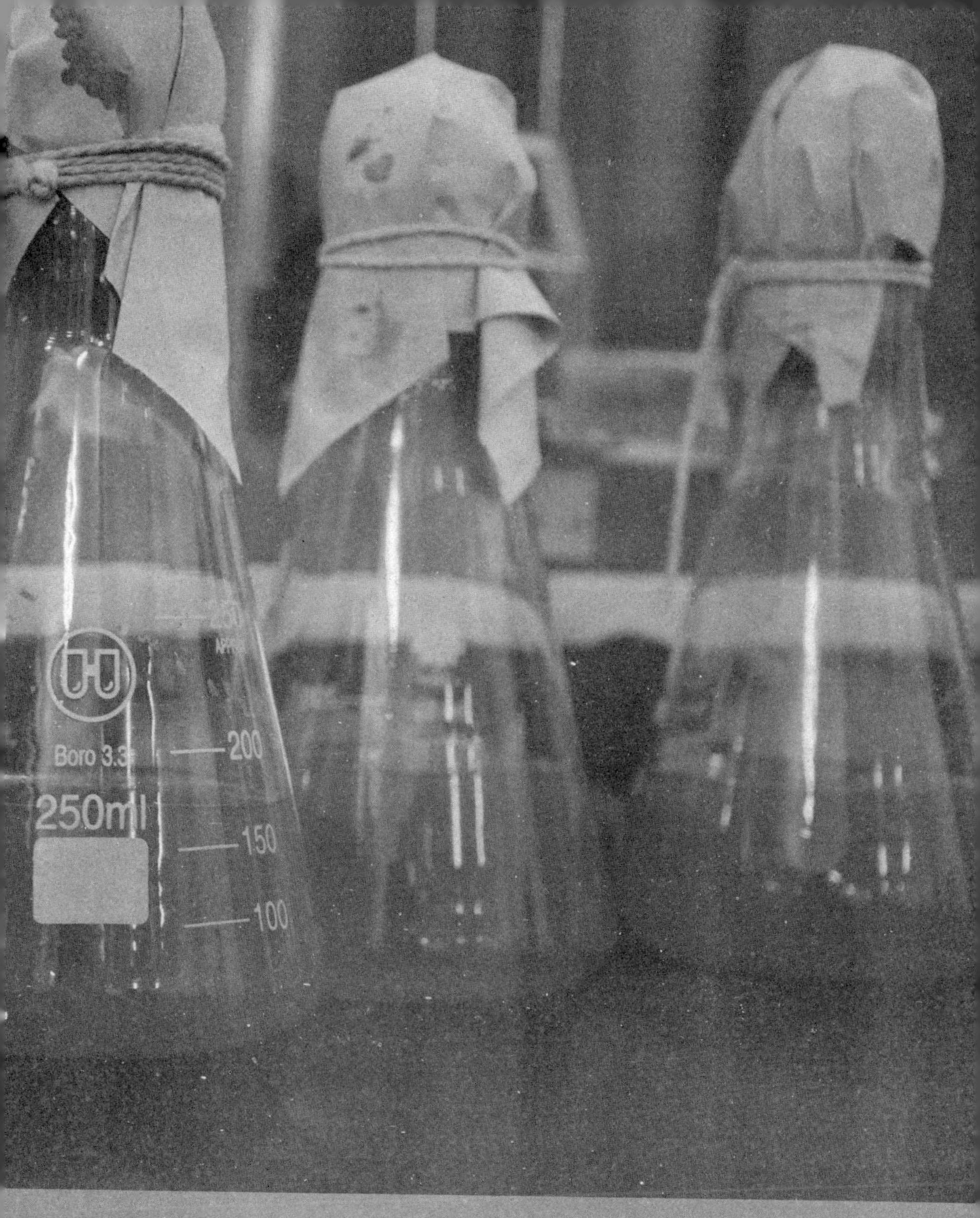

物。当人体生病时致病菌泛滥，为了治病需要服用抗炎药物，杀死致病菌的同时，有益菌也被杀死了。即使病愈，有益菌也得重新生长，人体的免疫系统也得重新调整。因此，要学会保护人体内的微生态环境，慎重服用抗炎药物，以保证体内有益菌的平衡优势。

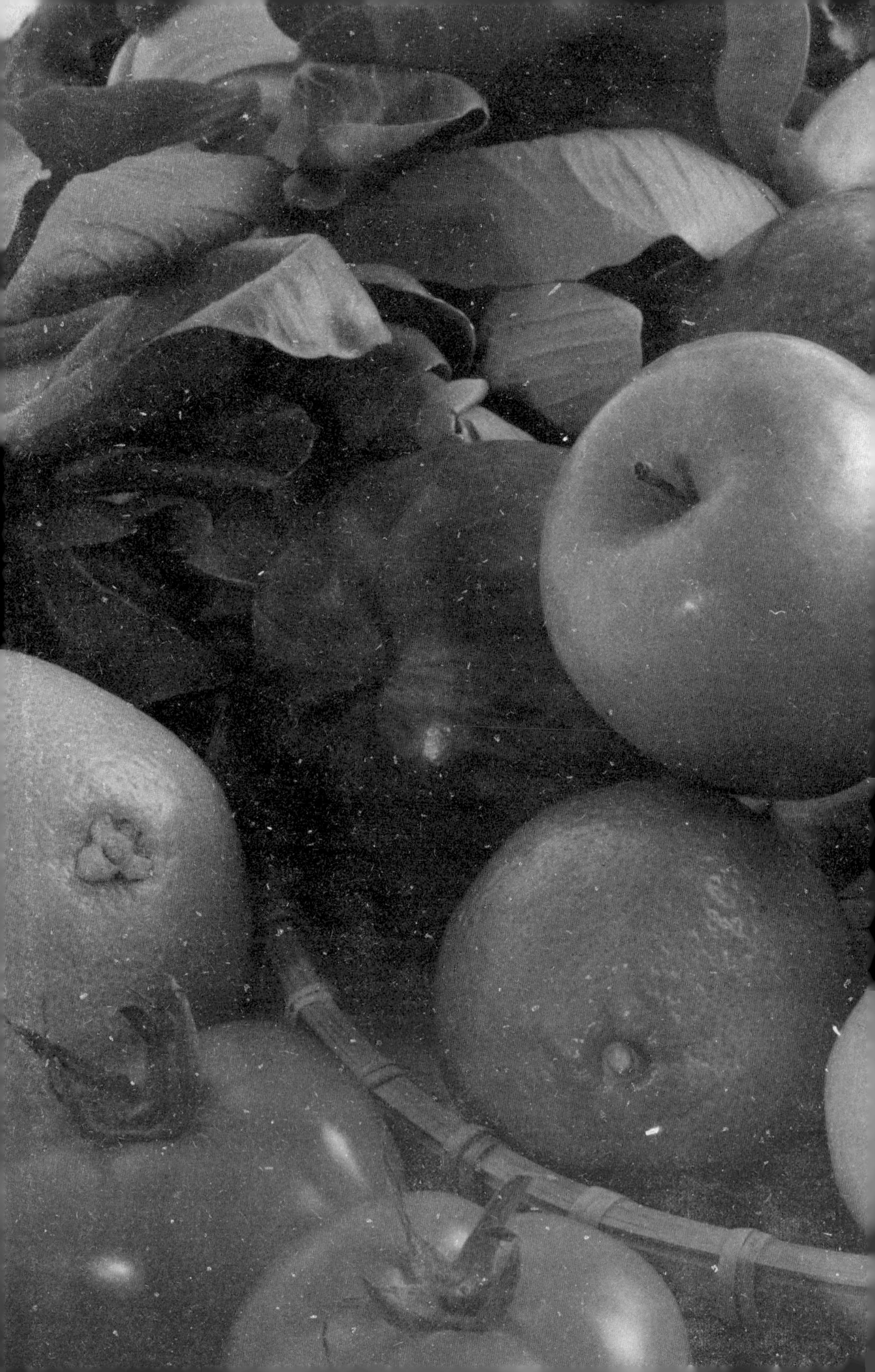

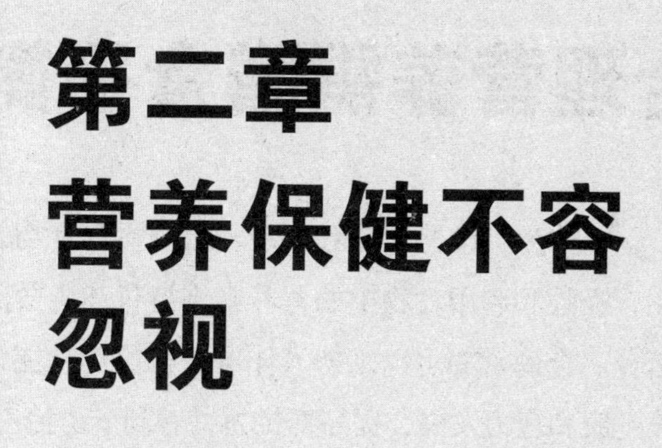

第二章 营养保健不容忽视

“民以食为天”，由于饮食习惯直接决定营养状况，因此良好的健康离不开良好的饮食习惯。随着国民经济的迅速发展，食品生产及人们的营养有了较大的改善。然而，由于膳食结构和生活方式发生了变化，因营养问题所致的慢性疾病也逐渐增多，甚至这些慢性病已成为使人丧失劳动能力的重要原因。

合理营养需膳食平衡

人体为了维持生命和活动，必须摄取食物。机体通过摄取、消化、吸收和利用食物中的营养素维持机体生命活动的整个过程称为营养。合理营养可以维持人体的正常生理功能，促进生长发育，保障健康和智力发展，提高抵抗力，有利于防治疾病。

人体需要的营养素包括蛋白质、脂肪、碳水化合物、无机盐及维生素五大类。它们具有各自营养生理功能，相互之间密切联系，共同参与调节人体的生命活动。

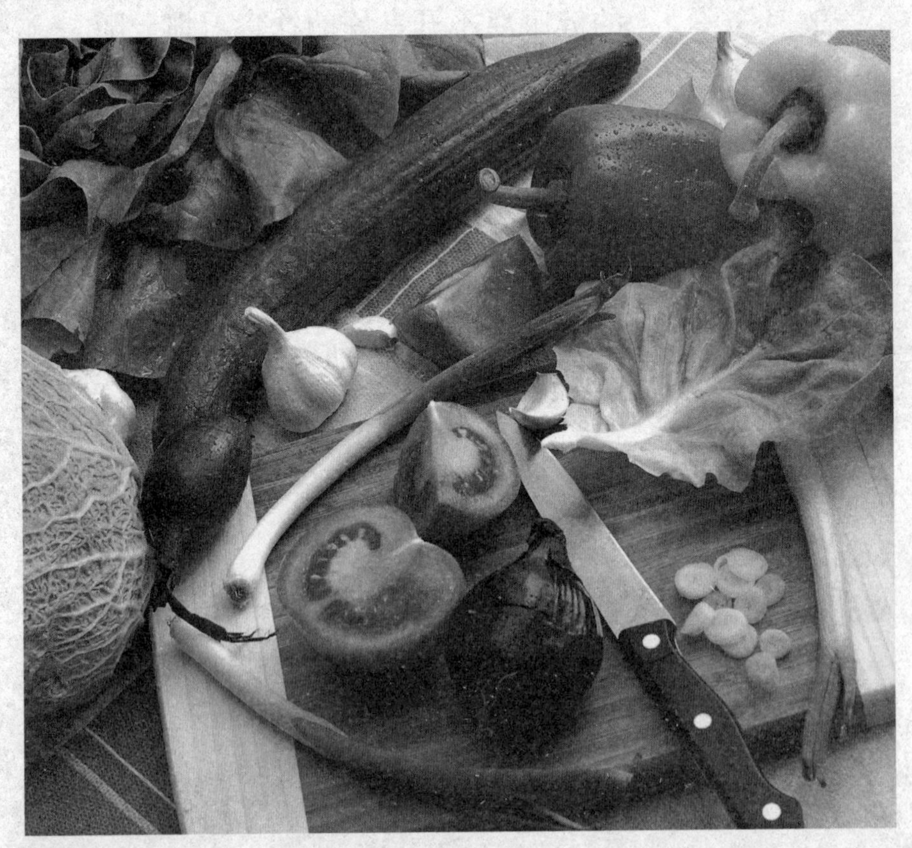

合理营养是根据人体对热能和营养量的需要，通过膳食，提供数量足够、比例合适的各种营养素。因为任何一种食物都不可能含有人体所需的各种营养素，所以要通过将各种食物进行合理的调配，才能满足合理营养的要求，这就是平衡膳食。

平衡膳食每天需要下列几类食物：

粮食类：粮食中碳水化合物含量甚多，是人体热能既理想又经济的来源。粮食中含蛋白质，也是无机盐及B族维生素的良好来源。进食粮食的数量应与人体热能需要相适应。

蛋白质食品类：包括肉、鱼、蛋、奶、大豆及其制品。一天进食的蛋白质中，动物性蛋白质数量最好能达到全部蛋白质的1/3，也可由大豆制品代替一部分动物性蛋白质食品。

蔬菜类：在平衡膳食中，蔬菜主要供给无机盐和维生素。缺乏蔬菜，将导致钙、铁、胡萝卜素、维生素B_2、维生素C及食物纤维等供给不足。成年人每日最好能吃400～500克蔬菜。由于蔬菜品种不同，所含营养素有差异，因此每日可食用几种蔬菜，尤其应多吃绿叶蔬菜，常食用些黄色和橙红色蔬菜。可以生食的蔬菜，要洗净后生吃。

烹调油类：烹调油可供给人体一部分热能和必需脂肪酸，并促进脂溶性维生素的吸收，还可以增加菜肴色香味，从而增加食欲。但是要防止食用过多的饱和脂肪，以预防高脂血症。膳食中的脂肪含量（食物中所含脂肪及烹调油）也不宜过多。

食品在膳食中可分为两大类

第一类为保护性食品：富含无机盐、维生素及优质蛋白质的食品，包括肉、鱼、蛋、奶、大豆及其制品、绿叶蔬菜、水果等。第二类为热能食品：供给人体热能主要来源的食品，包括粮食、油等。

“天然食品”与“绿色食品”

何谓“天然食品”？“天然食品”是指由自然造出的食品，以及仅以此为原料，经简单的初级加工（如干燥、粉碎、混合、加热等）制作的食品。为什么近些年来天然食品突然名声大振，备受人们的青睐和关注呢？关键在于天然食品不含食品添加剂，或者说不含化学合成添加剂。

然而，天然食品也并非绝对安全，某些天然食品，如未炒熟的四季豆、未经精制的棉籽油、家畜的甲状腺组织、河豚鱼的内脏等都含有天然毒素。

绿色食品是针对工业污染导致人类生存环境恶化提出的。现代工业发展一方面为社会创造了巨大财富，另一方面也带来严重的环境污染，通过土壤、水、空气致使植物、动物受到污染，食品的污染当然还包括人为因素。为了防止食品污染，保护人体健康，1972年，联合国人类环境会议上

何谓“绿色食品”

“绿色食品”是无污染的，安全、优质、营养类食品的统称。由于与环境保护有关的事物通常都冠以“绿色”，为更加突出这类食品出自良好的生态环境，因此将无公害污染的正常优质食品定名为绿色食品。可见，绿色食品并非皆为绿色。

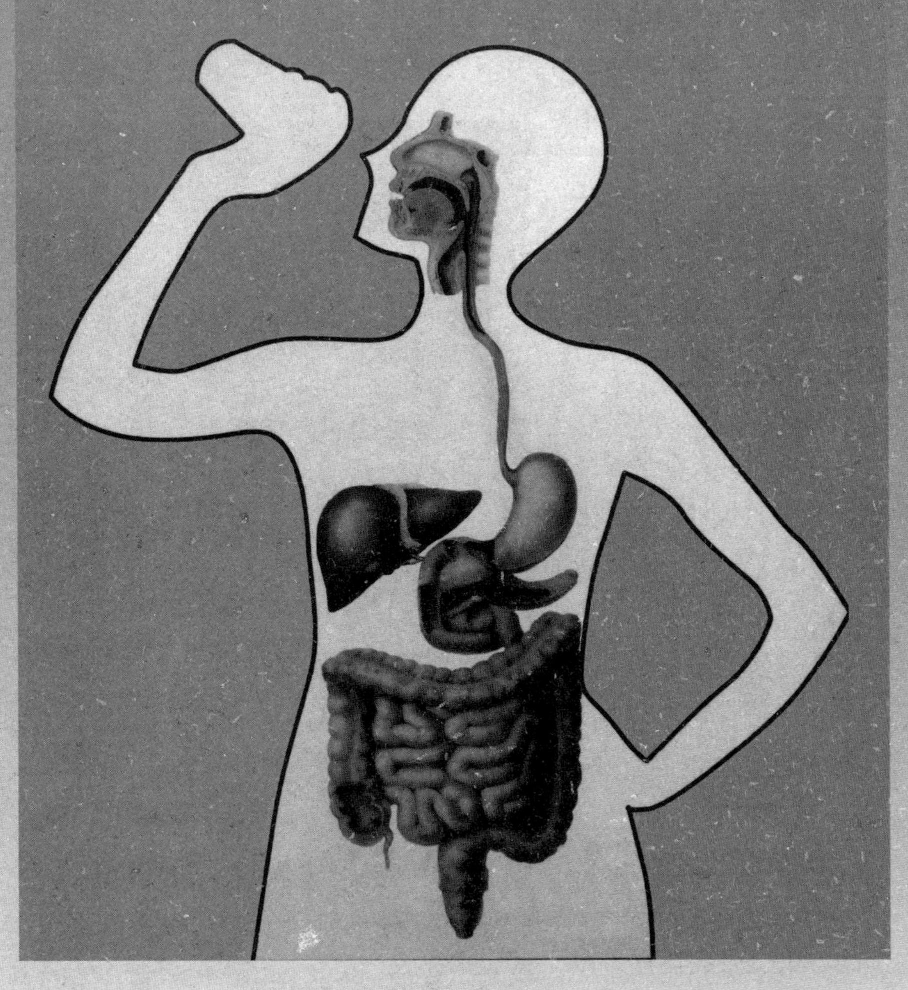

提出“生态农业”概念，就是提倡从种植、养殖、食品原料生产、食品加工等环节没有公害污染，制定出标准。

“绿色食品”不仅有利于人体健康，对于治理环境污染也有深远意义。

食物结构里有科学

每天选择食品的问题是一门科学，这就是营养学研究的内容。营养学是研究人体营养规律及其改善措施的科学。人类为了维持生命活动，为了学习和工作以及其他日常的活动，必须从食品中获得营养素，这就是我们从出生开始每天都要吃食物的道理。

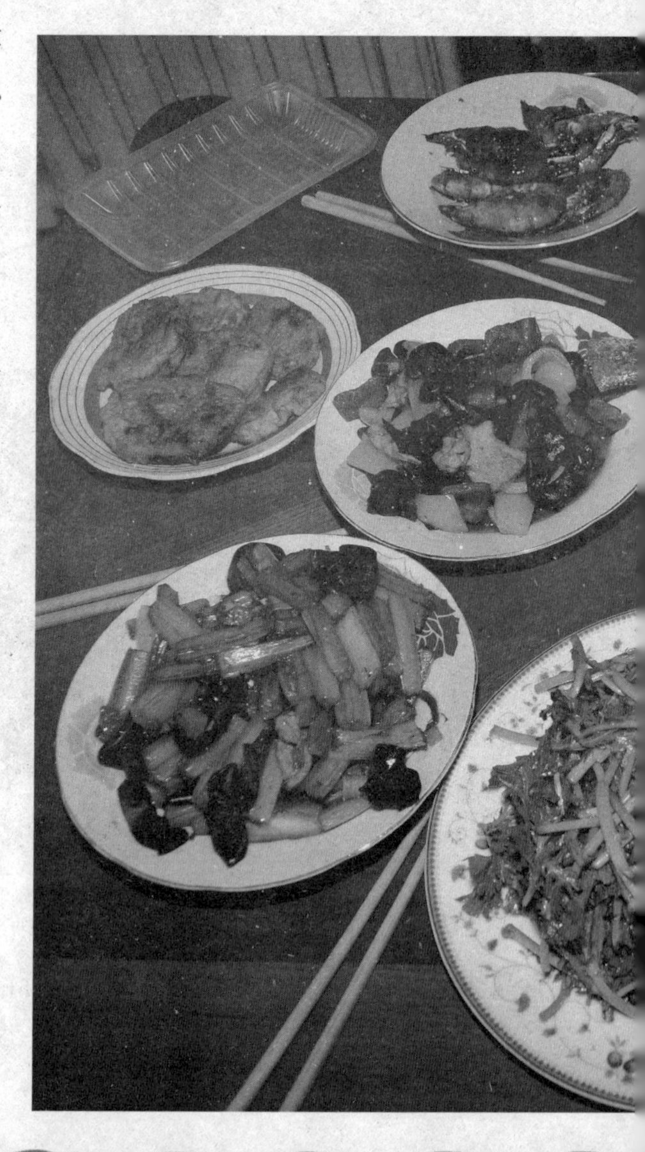

人体需要的营养素主要有蛋白质、脂肪、碳水化合物、各种矿物质、维生素和水等。这些营养素就存在于我们每天所吃的各种食品中，各种谷类（包括面粉、大米、玉米、小米、薯类等）、豆类及其制品、蔬菜和水果、各种动物肉类、奶类及其制品、蛋类及其制品。由于每一种类的食品不能提供人体所需要的全部营养素，因此我们每天必须合理地选择各种食品才能满足身体的需要。尤其少年儿童正处在长身体和学习的阶段，选择正确的食物结构是十分重要的。

我们应该自觉培养良好的饮食习惯，科学地选择食物，努力做到食物中粗细调剂，品种多样，早吃好、午吃饱、晚吃少。另外要注意加强体育活动，这样才能保证身体强壮，避免一些疾病的发生。

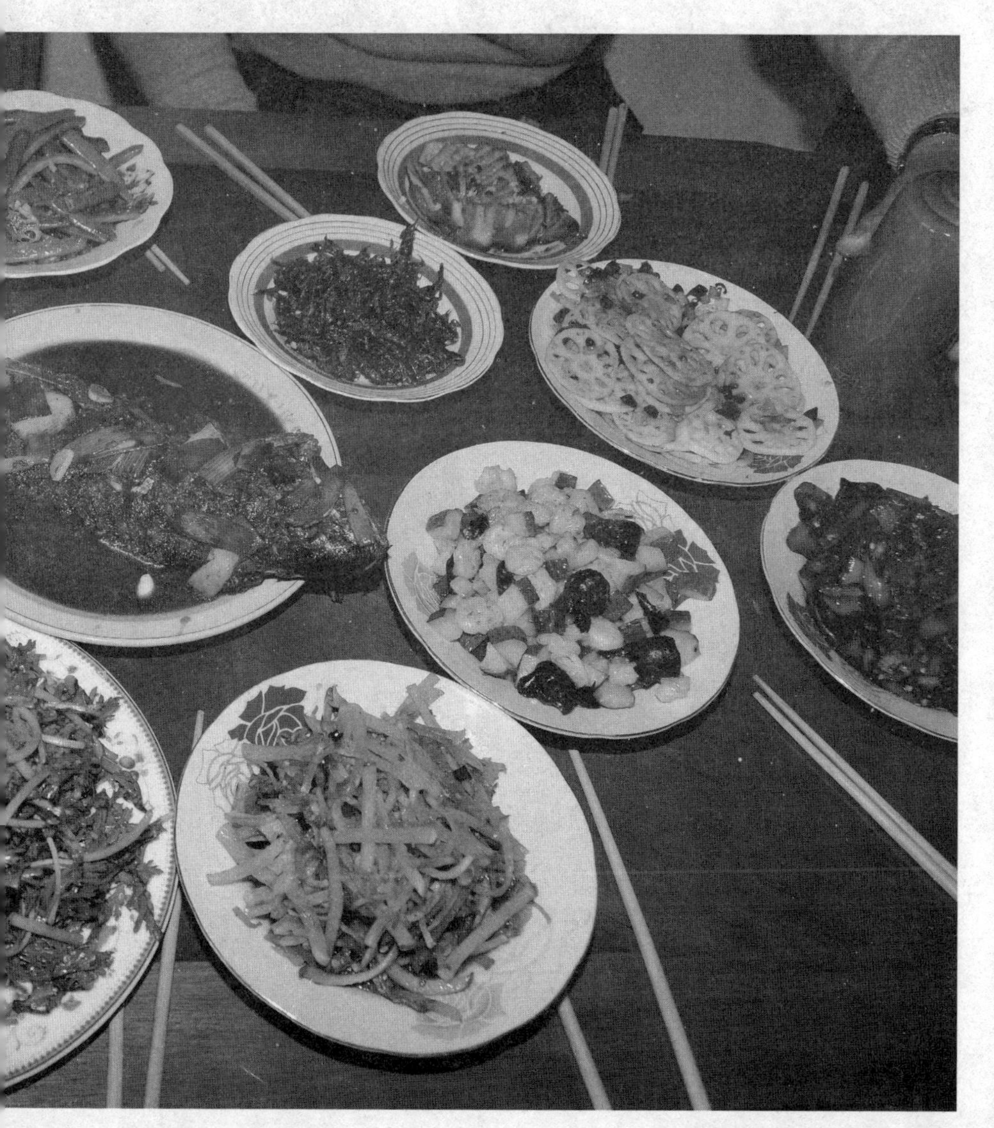

少年必不可少的营养素

1964 年，日本对 3000 名学龄儿童进行食用添加赖氨酸强化食品的试验，一年后发现，这些儿童比不食用添加赖氨酸食品的儿童身长平均增高了 5.7 厘米，体重增加了 4.4 千克。此后，日本政府作出规定：中小学生、青少年，要吃加有赖氨酸的强化食品，同时采取措施，大量生产赖氨酸面包，足量定期地向小学生供应。20 年过去后，20 世纪 80 年代的日本中小学生竟比 1945 年前平均高了 10 厘米。

赖氨酸有如此功效，这是为什么？

我们知道蛋白质是人体主要成分，在人的生命活动中起着极其重要的作用。少年儿童处于生长发育阶段，身体中的蛋白质在持续不断地增加，必须从食物中获取蛋白质，以满足生长发育的需要。各种蛋白质都是由 21 种氨基酸分子以不同的方式排列组合成的，其中缬氨酸、亮氨酸、异亮氨酸、苏氨酸、苯丙氨酸、色氨酸、蛋氨酸、赖氨酸等 9 种氨基酸，因为在人体内自身不能合成制造，所以必须从食物蛋白质的摄取获得，称为必需氨基酸，其余的氨基酸称为非必需氨基酸。人体内合成蛋白质的过程中，各种氨基酸要有适

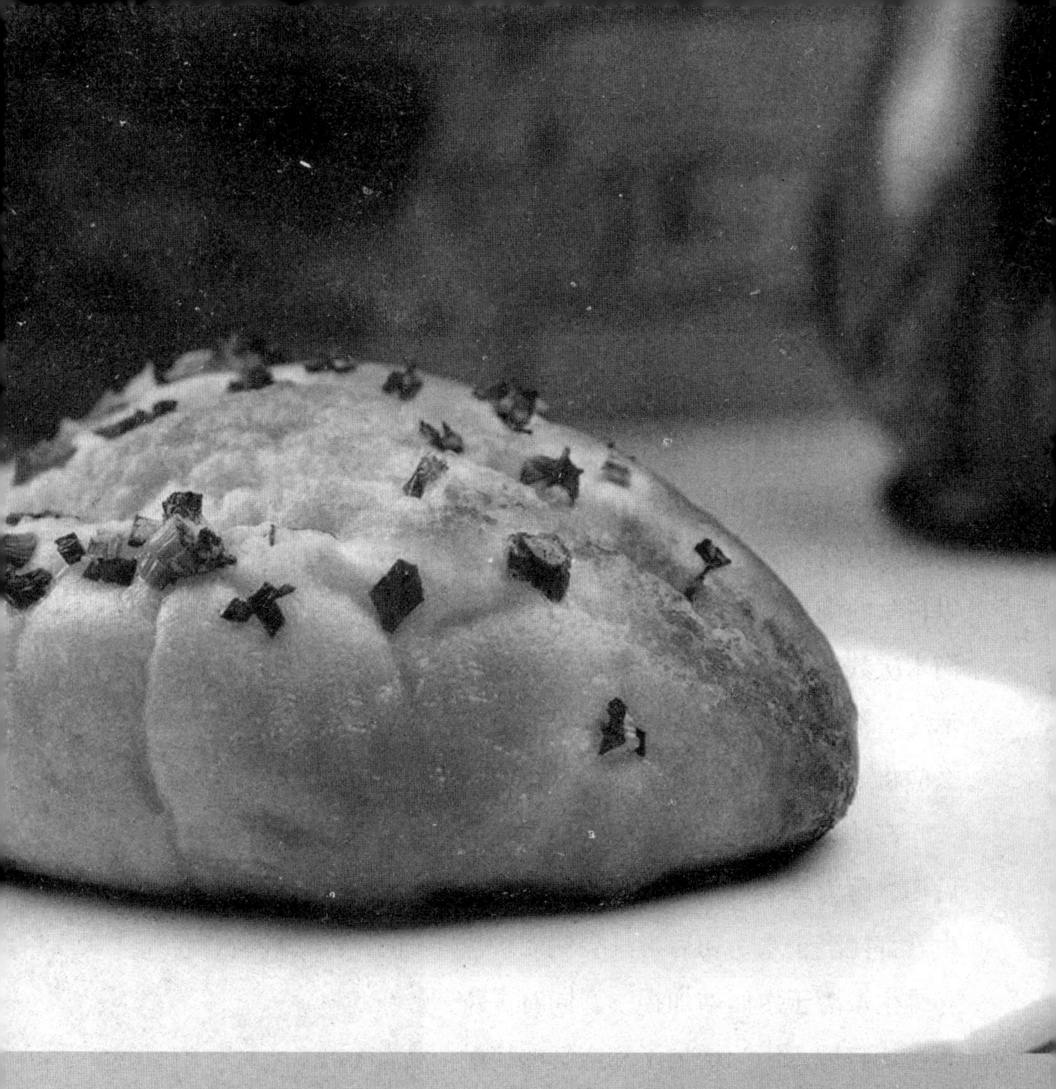

宜的比例。如果缺乏了某种必需氨基酸，将影响其他氨基酸的利用。赖氨酸是食物中最易缺乏的必需氨基酸，而少年儿童由于生长发育的需要，所需大量赖氨酸量。如果缺乏赖氨酸，少年儿童可能就会出现生长发育迟缓、食欲减退、智力迟钝等症状，所以赖氨酸是少年儿童必不可少的营养素。

若在食品中过多地添加赖氨酸，则物极必反，因为超量会导致各种氨基酸比例的失调，所以反而会影响人体对蛋白质的摄入，有碍少年儿童的生长发育。

煮饭炒菜话营养

煮饭炒菜中也有学问，若不懂点儿科学道理，在食物的烹调过程中，就会造成不应有的营养素损失。

在淘米过程中，营养素会有所损失，损失较多的是含在米粒中的水溶性维生素和无机盐。淘米次数越多，水浸时间越长，淘米水的温度越高，营养素的损失就越多，所以科学的淘米方法是用凉水淘米，减少淘米次数，淘米时不要用力搓洗，在淘米之后不应加水浸泡，若加水浸泡，那么应将米和浸泡水一起下锅。

在炒菜前，科学的方法是把菜先洗后切，因为蔬菜中的无机盐和水溶性维生素都能溶于水，切后再洗会使无机盐和维生素溶于水而增加损失，同时，蔬菜在切碎后，因为增加了和空气的接触面积，使蔬菜中的维生素 C 等一些易被氧化破坏的维生素增加损失，所以蔬菜在切碎后应尽快烹制。

在炒菜过程中，蔬菜中有些维生素会因受热而破坏，一般是烹调时间越长，维生素损失越多，因而科学的炒菜方法是急火快炒，这样做出来的菜色泽新鲜、脆嫩可口，菜中维生素的损失也较少。据研究，蔬菜急火快炒，其中维生素 C 含量可保留一半以上，维生素 B_1 和胡萝卜素的保留量更多。若在蔬菜的烹调过程中适当加点儿醋，除了使菜的味道鲜美外，还可减少蔬菜在烹调过程中维生素 C 的损失。

熬汤时，待水煮沸后再将蔬菜下入汤中较好，这样不但可以减少蔬菜中一些维生素因加热而破坏的损失，而且可以减轻蔬菜原来色泽的改变。

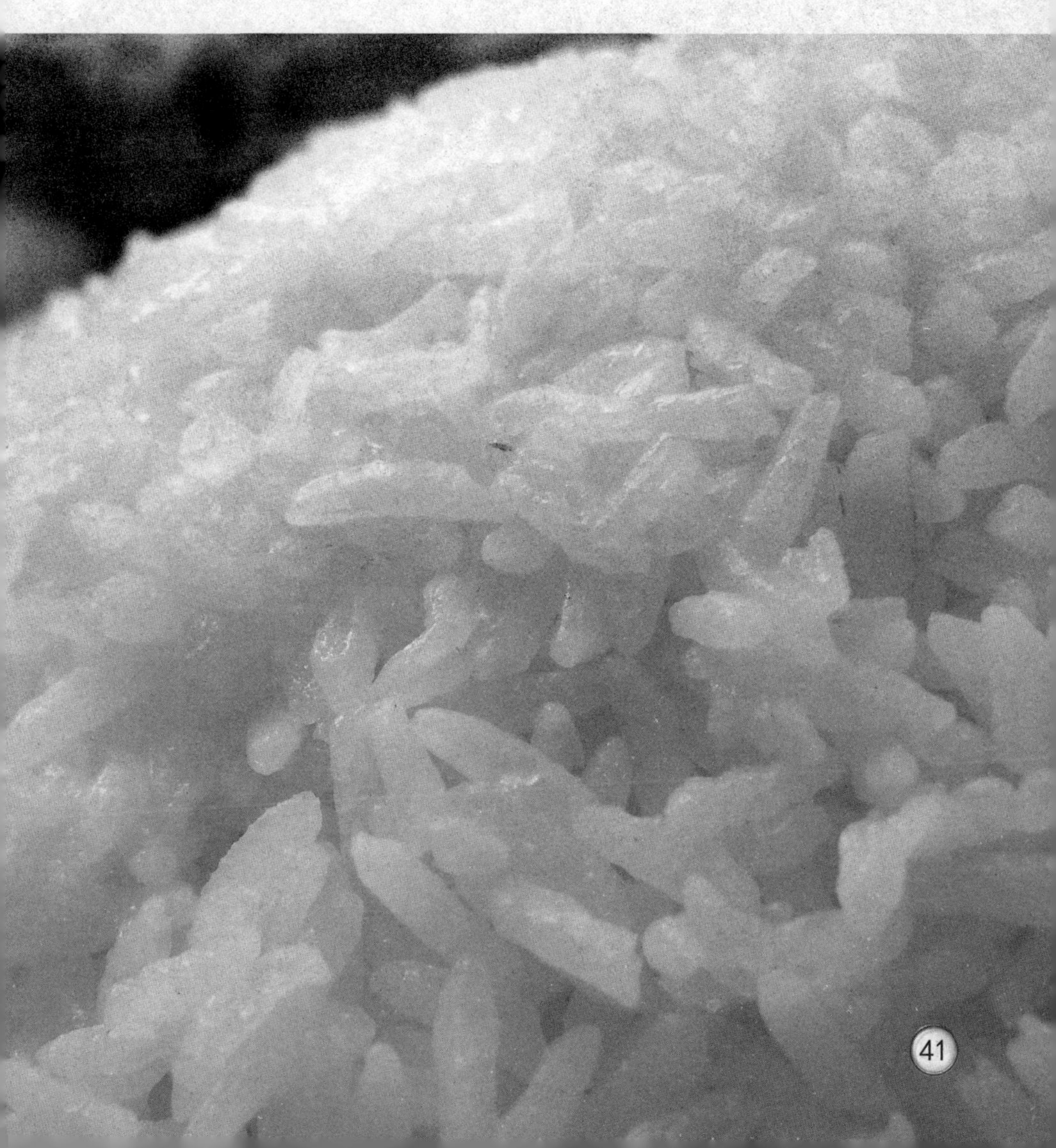

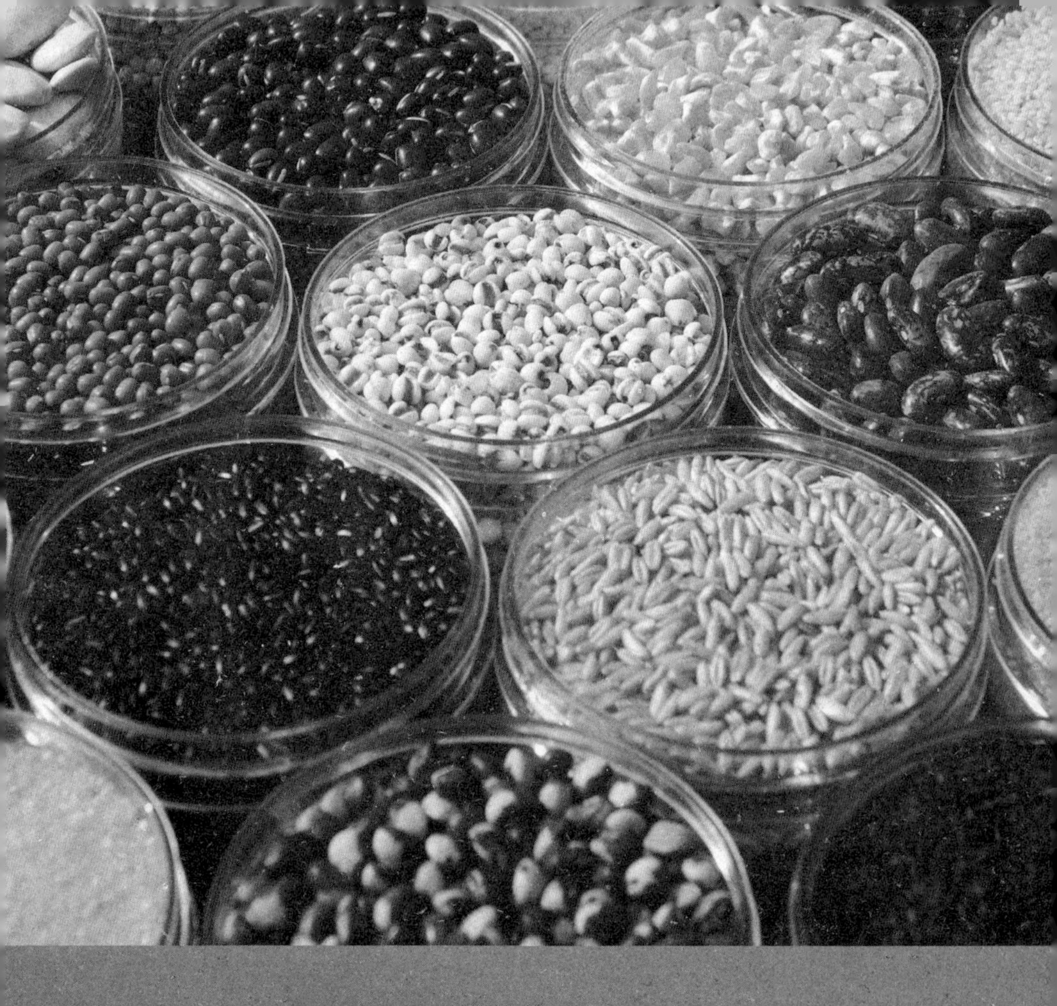

粗粮细米搭配营养全

粗细粮搭配，符合科学道理，不仅调节饮食口味，而且有益于人体健康。粗粮与细粮相比，含有较多的食物纤维。食物纤维包括纤维素、半纤维素、木质素、果胶等，虽然它不属于人体必需的营养素，但是具有重要的生理功能。人们很早就知道，食物中粗糙的食物纤维可以促进消化。

流行病学调查资料表明，西方一些发达国家的某些文明病，如结肠癌、心血管疾病、糖尿病等的发病同饮食有关，这类疾病的增多是由于食物趋向于精制食品而缺乏食物纤维所引起的。

美国居民结肠癌的发病率很高，而在非洲农村黑人中极为稀少，这和美国居民的食物过分精细、脂肪肉类过多及非洲农村黑人食物中含有大量食物纤维有关。高脂肪食物刺激消化系统，过量食用肉类可使肠内厌氧菌大量繁殖，使中性或酸性胆固醇，特别是胆酸、胆固醇及其代谢物降解，粪便中增多的胆酸代谢物是促癌物质。一方面，食物纤维在肠道内有利于厌氧有益菌的活动生长，抑制嗜氧有害菌生长，使大肠中的胆酸生成量减少；另一方面，能稀释并降解肠内有毒物质，使粪便变软，刺激肠的蠕动，加速粪便排出，减少粪便中致癌物质与肠壁接触的机会，从而防止可能产生的癌变。

粗粮中含食物纤维多，食物纤维有益健康，但是粮食也不宜太粗。加工过粗的粮食，影响对食物中蛋白质、脂肪等营养素的消化，降低食物的利用程度。粗加工粮食中含有较多的植物酸，影响食物中微量元素锌、铁的吸收。此外，食入过多的食物纤维，会引起胀气和增加大便次数等腹部不适感。

因此，每日的膳食，既不要吃得太精，也不宜吃得太粗。主食粗粮细米搭配，副食荤素搭配，每日食用一定量的蔬菜水果，饮食不偏食，这样才能达到人体对各种所需营养素的平衡，保持身体的健康。

要科学选择保健品

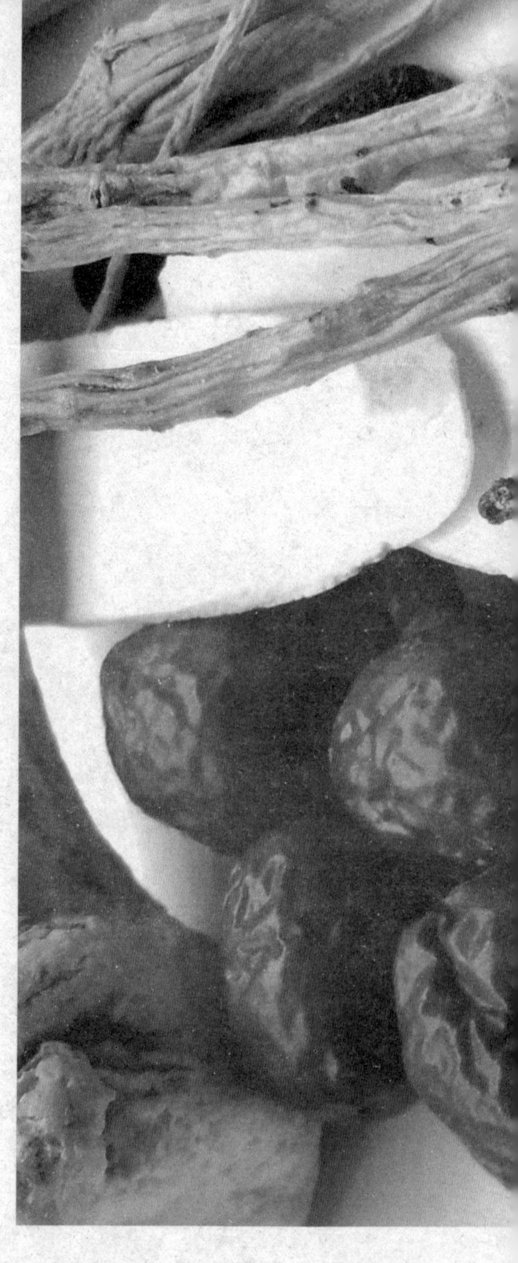

随着现代生活的进步，人们更关心自身及下一代的健康状况，也有条件选择保健品来加强营养。目前，保健品的种类很多，如何选择对于青少年来说是十分重要的。尤其是少年儿童正处于身体生长发育阶段，必要的保健品会增强体质，促进生长，而保健品选择不当会适得其反，损害健康，甚至影响一生的健康。

当我们选择营养保健品时，最好听从医生或营养师的建议，也可以根据营养保健品的说明来正确地食用。选择针对自身需要的保健品，不能盲目地食用。例如，当我们发现缺钙时，可以选择补钙产品。在食用保健品过程中，要注意食用的剂量、时间，不能认为越多越好。因为营养素摄入过多也有损害，有时甚至会出现中毒症状。例如，儿童摄入过多的锌会引起锌中毒，导致铜的继发性缺乏，损害免疫器官和免疫功能。购买保健品时，我们要认清产品的功能、所含成分、适用范

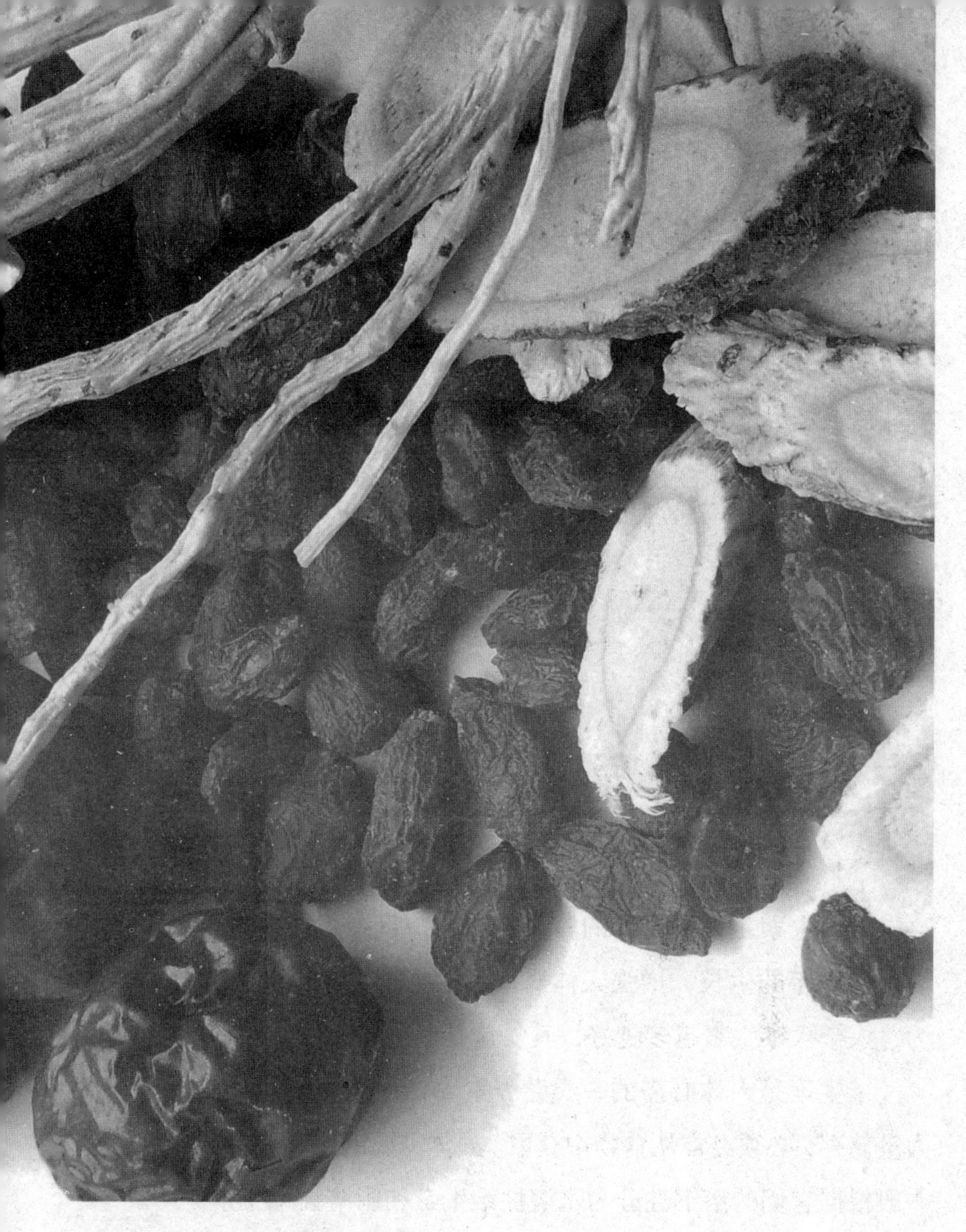

围、食用禁忌、使用的剂量等，以及生产厂商、生产日期、保质期，保证产品质量，从而保证食用安全。

我们应该从小养成合理的饮食习惯，从天然的食品中获取全面平衡的营养。当有必要食用保健品时，要遵从医生和营养师的建议，科学、慎重地选用，以免得不偿失，有害身体。

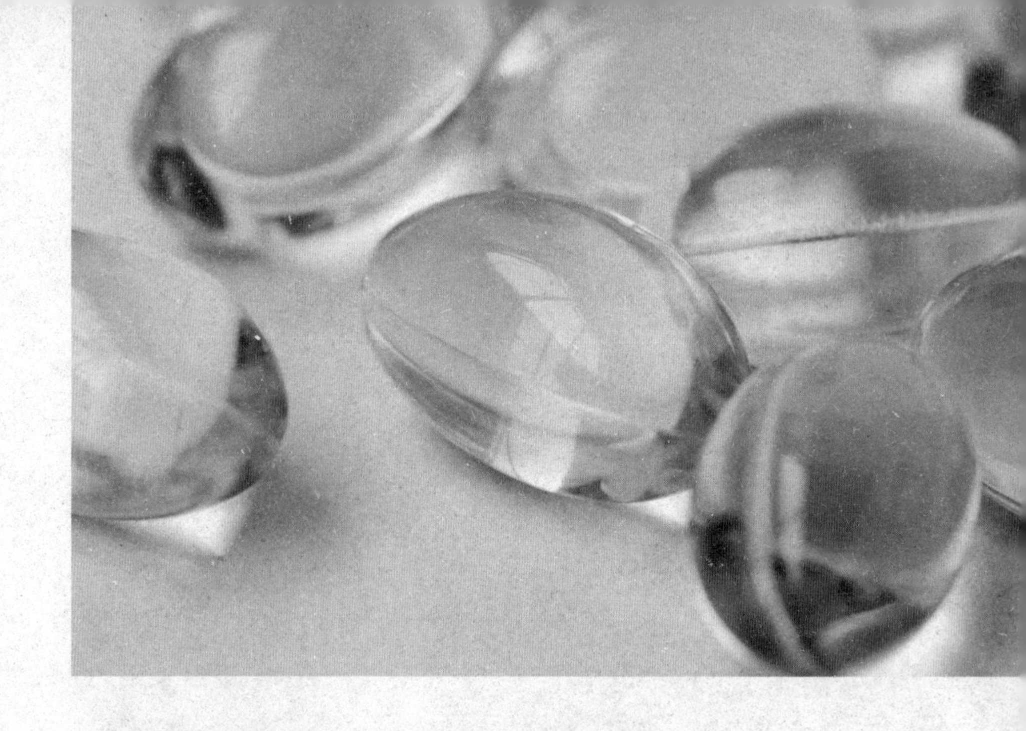

维生素不是越多越好

维生素是人体需要的营养物质，并且维生素有许多作用，可以促进少年的生长，增强人体对疾病的抵抗力。因此，部分人会认为，人摄入维生素越多越好，其实这是一种错误的认知。

维生素是人体必需的一类营养素，在人体内不能合成，也不能大量储存，必须经常从食物中获取。人体需要的维生素有许多种类，一般根据它们的溶解性分为水溶性维生素和脂溶性维生素。

水溶性维生素主要有维生素 B_1、维生素 B_2、烟酸、维生素 B_6、叶酸、维生素 C 等，它们的特点是容易溶解在水中，所以水溶性维生素及其代谢产物较易自尿液中排出，一般不容易引起过多症。水溶性维生素一般无毒性，但大量摄入时也可出现毒性。例如，被称为抗糙皮病因子的烟酸大量摄入后，会出现颜面潮红、头和四肢发

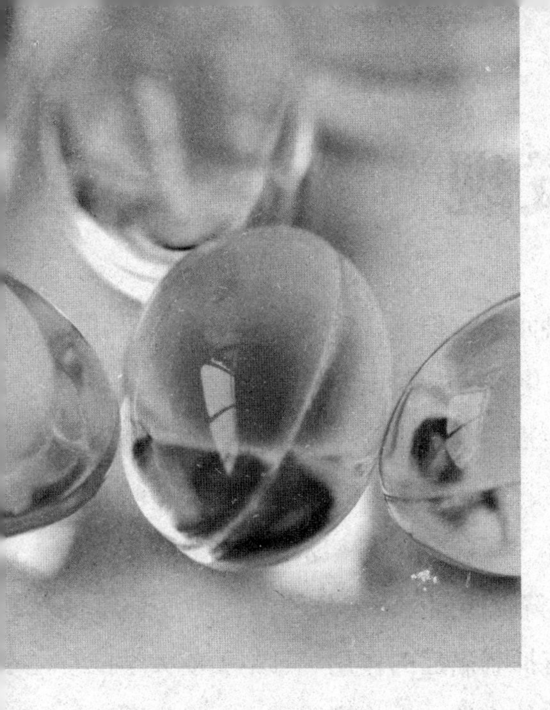

热、蚁走感、瘙痒感、出汗等，长期大量应用后往往发生肝损伤、糖耐量降低、高尿酸血症等。再如，维生素 C 人体不可缺少，但是过量服用，可以引起草酸尿、高尿酸血症、高钙血症和低钠血症，如果摄入过少，可较快地出现缺乏症状。水溶性维生素在许多食物中都有丰富的含量，谷类中含有 B 族维生素，鱼、肉类、蛋黄、乳类中含丰富的维生素 B_2，水果和蔬菜中含大量的维生素 C。因此，在合理的膳食下，人体是不会缺乏水溶性维生素的。

脂溶性维生素主要有维生素 A、维生素 D、维生素 E、维生素 K，它们容易溶解于脂肪及有机溶剂中，在食物中常与脂类共同存在。维生素 A、维生素 D 主要存在于动物的肝脏中、奶蛋类食物里，还存在于有色的蔬菜和水果中。在人体内，脂溶性维生素主要储存在肝脏中，如摄入过多，可引起中毒，摄入过少，可缓慢出现缺乏症状。可见，在正常合理的饮食情况下，膳食中脂溶性维生素的含量是能满足人体需要的。

如果人体出现了维生素缺乏症的情况，可以在医生的指导下服用维生素制剂，以治疗缺乏症。但是，如果人体在正常的营养状态下，就没有必要过多地补充维生素，尤其是维生素 A、维生素 D 和维生素 E，这几类维生素在人体内容易储存，摄入过多反而容易引起中毒，从而损害健康。所以，维生素不是越多越好。

苹果保健新发现

苹果是人们所熟悉的一种水果。但是，许多人只知道苹果好吃，对其营养价值、生理功能、化学结构等可能不太了解。

预防心脑血管疾病。研究发现，苹果中含有碳水化合物及苹果酸、果胶、维生素 A、维生素 C、维生素 E、钾等，尤其是多酚及黄酮类物质能预防心脑血管疾病。美国艾尔·敏德尔博士研究指出，苹果中的可溶性纤维果胶可有效降低胆固醇。

对抗癌症。苹果中的多酚有抑制癌症的作用。日本弘前大学试验证明，苹果多酚能抑制癌细胞的增殖。动物实验显示，在生存率试验和癌细胞增殖实验两方面，苹果多酚都有较好的抗癌功效。

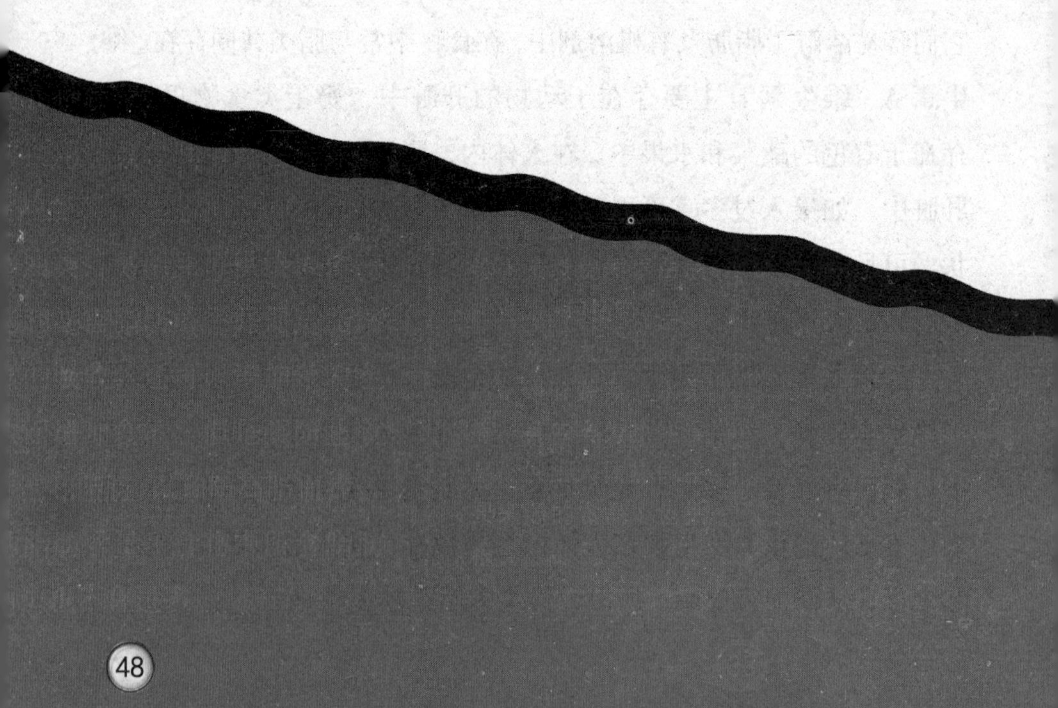

改善肺功能。苹果中含有大量的槲皮苷和黄酮类抗氧化剂，可以减少不良物质对肺的损害。

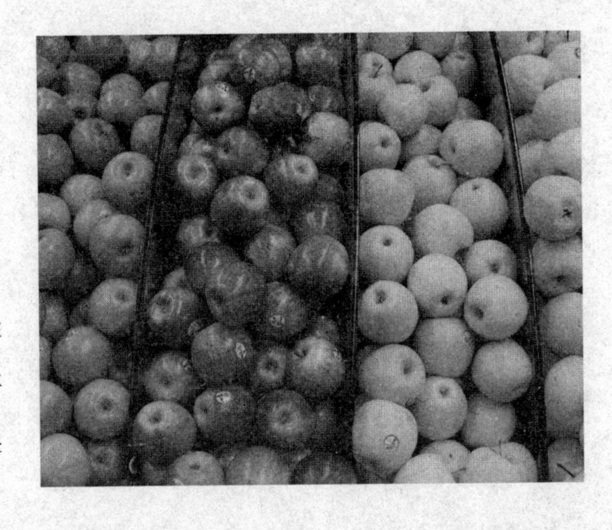

促进体内毒素排除。俄罗斯科学家研究指出，果胶及含果胶的食物，如苹果、香蕉等能促进胃肠道中铅、汞、锰及铍的排放。不管是在接触铅之前还是在接触铅之时，食用苹果均能起到减少铅中毒症状的作用。

调节血糖。苹果中的可溶性纤维果胶可以调节机体血糖水平，预防血糖的骤升和骤降，维持血糖的稳定性。

如今，不少青少年把视线盯在进口水果和稀奇的水果上，从而忽视了苹果的丰富营养价值。其实，苹果是人体保健的极佳果品。

用饮食为辐射告急解忧

如今，随着科学技术的飞速发展，家用电器的种类繁多，使用频率明显增高。像电视、电冰箱、洗衣机、微波炉、电脑、电磁炉、电炒锅等，使用起来得心应手。手机也成为当代人常备之物。可是，这些电器发出的电离辐射也悄悄地向人们袭来。

如今，房子越来越大，装修也越来越精致，大理石、釉面砖已成了装饰新居的必需品。然而，这些矿物质建筑材料所含有的放射性物质正在向我们慢慢袭来。社会上不少特殊行业和场所，如医院放射科、核电站等场地均具有较强的电离辐射。人们在日常生活中不可避免地处于电离辐射之中，虽然一般接触剂量较低，但是对人体潜移默化的伤害也是不容忽视的。

电离辐射对身体各系统均可造成损伤，特别是对免疫、神经、造血和生殖系统。长期处在强辐射环境中，会使人出现头痛、头晕、脱发、视力减退、失眠多梦、皮肤老化、记忆减退等症状。生殖细胞遭受电离辐射后则可发生流产、早产、胎儿畸形、发育迟缓、体质差或容易发生肿瘤等危险。

应用食物抗电离辐射是行之有效的好方法。平日里多吃些能提高人体抗辐射的食物或者中草药是减轻辐射伤

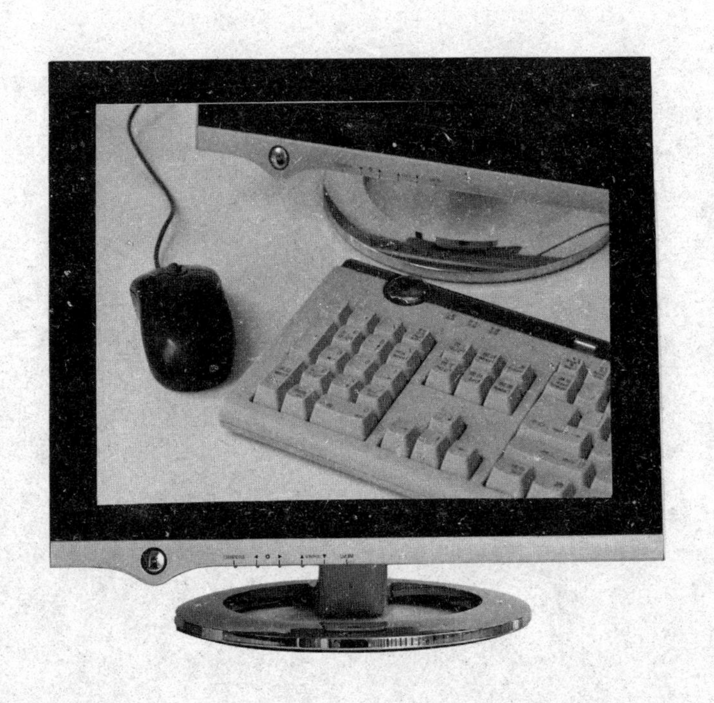

害的好方法。

牛奶、酸奶及动物肝脏可纠正辐射导致的代谢紊乱。口服些营养保健品，如维生素 E、维生素 C 等，能提高人体抗辐射的耐受性。绿茶中的茶多酚可加快体内活性氧自由基的清除。菊花、蒲公英、马齿苋、红景天、枸杞、阿胶、山药、茯苓、党参、人参、陈皮、甘草等中草药对于抵抗辐射也有一定效果。

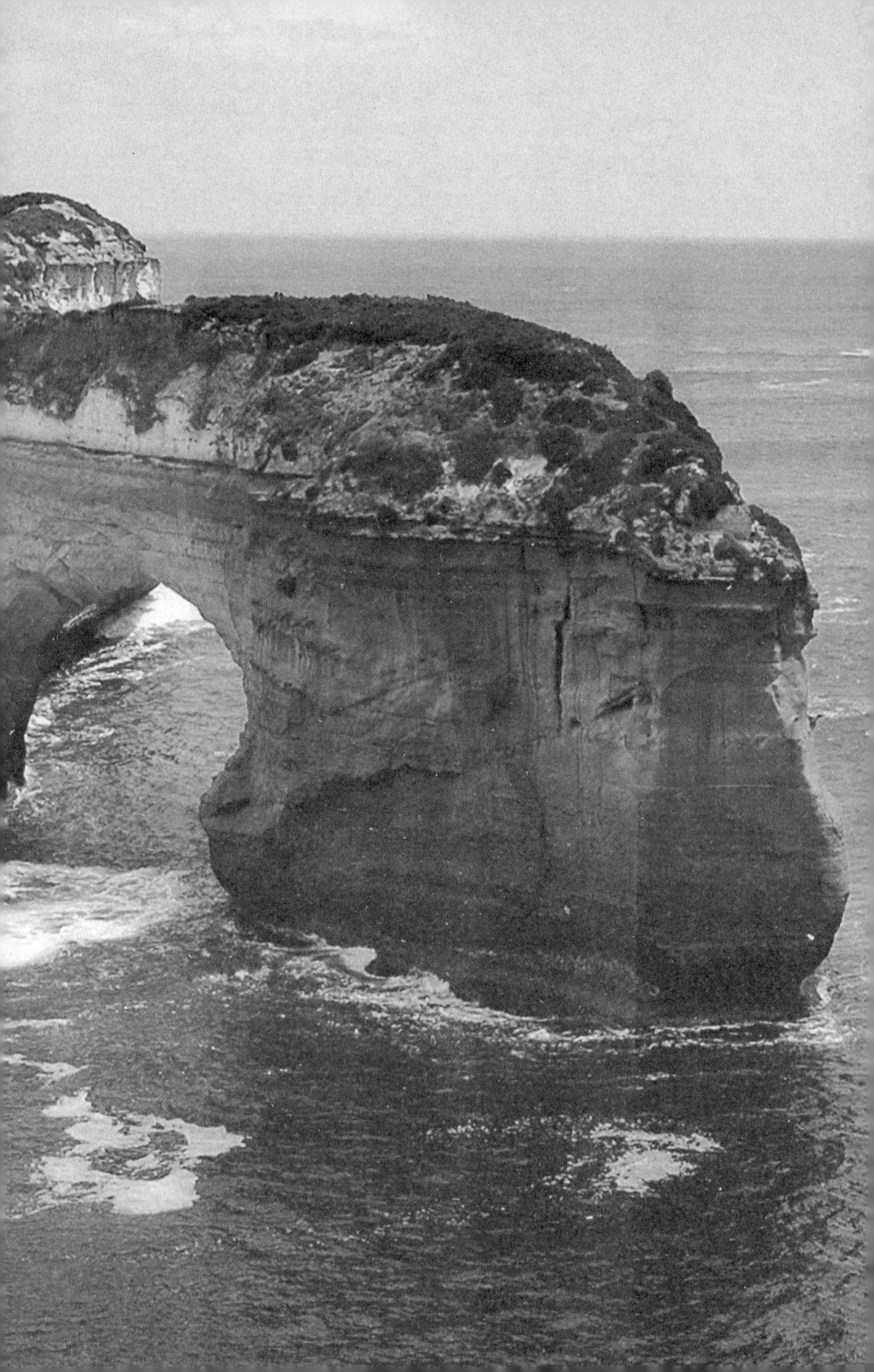

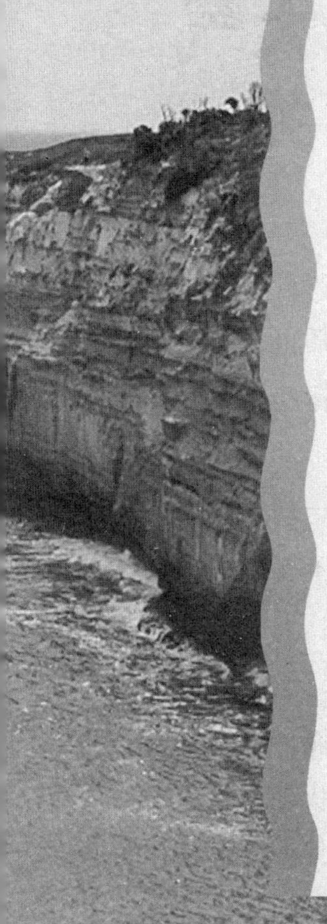

第三章 遏制环境污染

在漫漫的历史长河中，经过了无数次变迁、发展，地球上才逐步形成了稠密的大气、浩瀚的海洋、高山大川、广原密林，同时也出现了各种生物。面对频繁变化着的大自然，生物界经历了严峻的考验。为了生存，必须作出最大的努力来适应变化着的环境。

生命与大气息息相关

空气是由什么组成的

空气中有1/5的体积是氧气，有4/5的体积是氮气，其中还有少量的“惰性气体”和“稀有气体”。

人类生活的自然环境是处于不断运动着的物质世界。空气层不仅由于地球自转运动与气象条件的影响而发生横向运动，也由于对流作用而发生纵向运动，因此空气的组成并不是一成不变的。尽管自然界火山喷发、森林大火、人类污染等能使大气变差，但是依靠大自然本身的运动和机能，能使空气成分又恢复到原来的状态。大自然这种恢复机能称为自然净化能力。

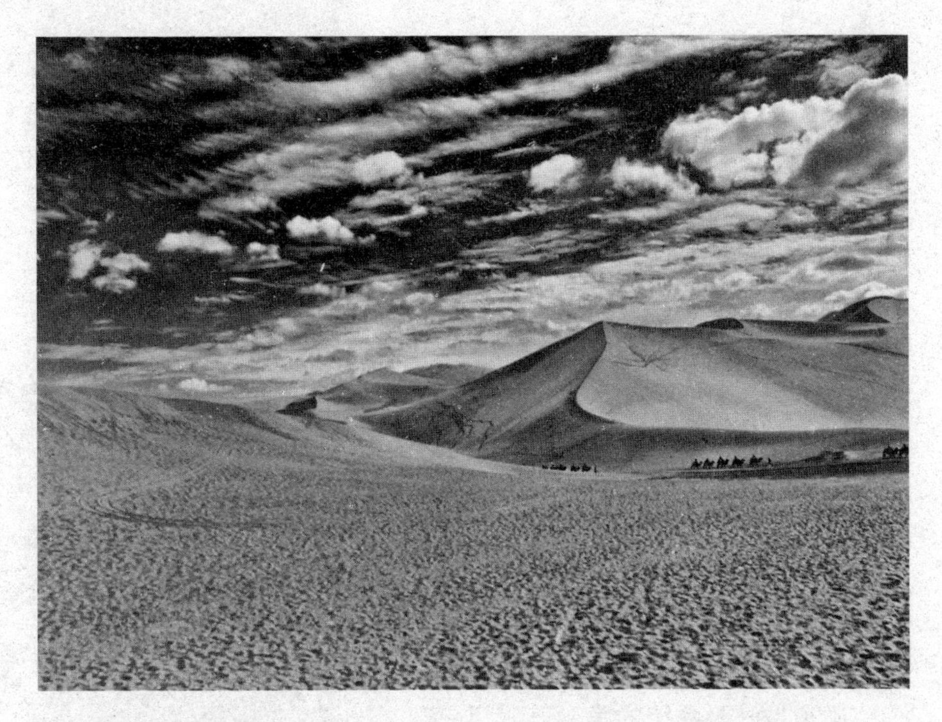

空气是人类和其他一切生命机体时刻不可缺少的生存条件。一个人几天不进食、几天不饮水或许可以生存，但是如果断绝空气几分钟就会死亡。可见，空气对于人类的生存具有何等重要的意义。

如果空气受到了污染，有害气体混入空气中，空气中相对的氧气含量就会减少，那么生命就会受到严重威胁。为了人类健康，为了子孙后代，环境保护应该被重视起来了。

空气污染对人体的危害

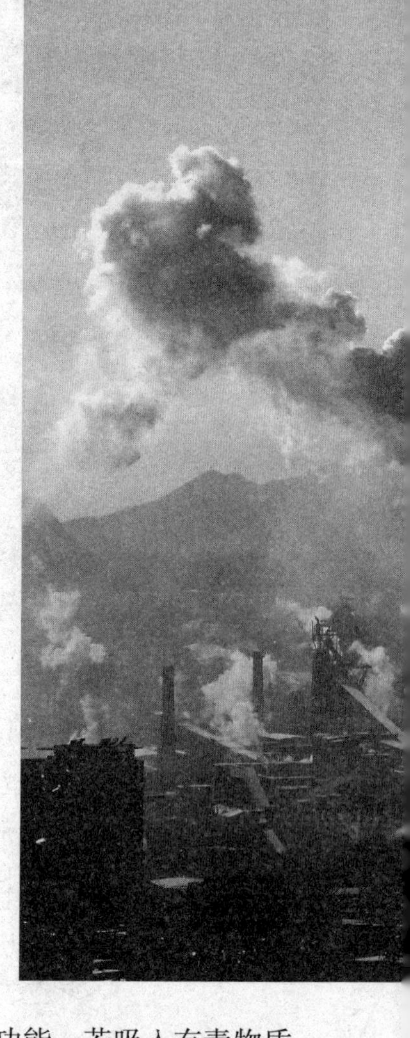

近些年来，人类对空气污染的认识越来越深刻了。空气污染物可以通过呼吸系统进入人体内，也可以通过接触皮肤、眼睛等部位危害人体，但是前一种具有更大的危险性。

人体具有许多预防空气污染的结构装置。

鼻子是呼吸系统的第一道“门户”。在鼻腔中有丰富的毛细血管和分泌黏液的腺体，鼻孔里还长着很多鼻毛。鼻腔对吸入的空气起着湿润、预热和过滤作用，以防止干燥和寒冷的刺激。吸入的尘粒受到鼻毛的阻挡或黏住而排出体外。鼻腔后面是咽喉部，构成了呼吸系统的第二道“关卡”，有进一步湿润、加温和净化空气的功能。若吸入有毒物质，会立即咳嗽，排除异物。与咽喉相连的气管和支气管，管壁上覆盖一层纤毛细胞，这些纤毛由里向外摆动，不断清除气管内的垃圾和吸入的粉尘。支气管再分枝后，与肺泡相连，到了肺的最小单位，是与血液气体交换的地方。肺泡吸收空气中的氧，排出血液运输来的二氧化碳。如果呼吸道与污染空气频繁接触，各种有害物质对呼

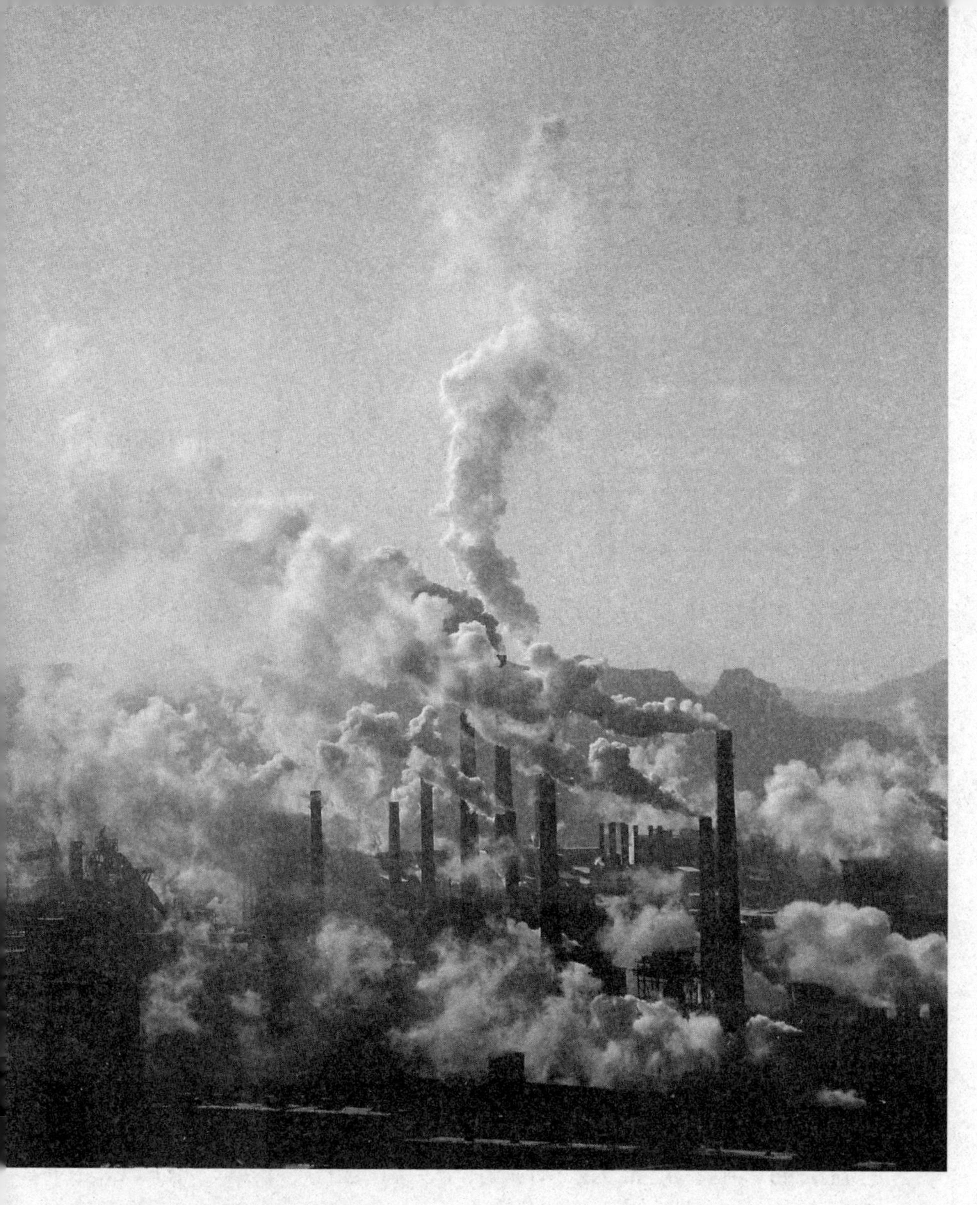

吸系统的危害是严重的。

近年来，世界各大城市因空气污染而引起的呼吸道疾病发病率不断上升，病情日趋严重。近年来，呼吸道疾病发病率比之前有所增加，对青少年损害尤为严重。可见，空气污染已经严重危害着人类健康，尤其危害青少年的茁壮成长，全面保护环境已经迫在眉睫了。

大气污染与气象变化

一座工业城市的污染物排放种类与数量在一段时间内一般不会有较大的变化，而空气污染物的含量与危害程度常常发生明显的差异。这说明，空气污染除了与污染物本身的种类、数量有关外，还要考虑它在大气中扩散运动、稀释等因素的影响，特别是气温、气压、风向、风速、降雨、逆温层等条件的影响。

风的影响：空气对于污染物有自然稀释作用，这种能力与风向、风速和逆温层等气象因素相关。众所周知，空气流动便成风。风的流速时大时小，有阵发性。风的方向也不是固定的，在主导方向的上下左右无规则摆动。风的这种无规则阵发性和摆动叫作大气的湍流。湍流又有尺度大小及强弱的差别，好像大小不等旋涡混杂流动着，大气中的污染物就是靠风及湍流进行输送、扩散和稀释的。风向对于大气污染的作用很明显，处于污染源上风头的空气不易被污染，下风头地区则易受污染。

逆温层的影响：正常大气对流层中空气是上冷下热，下层热空气不断上升，使地面污染空气得以扩散，避免严重污染。然而局部的上热下冷的反常现象也有发生，此时地面的气流无法上升，污染物质在地面附近滞留。如污染物被继续不停地排放，其浓度不断增高，最终达到危险程度。这种上层气温高、下层气温低的大气层称作逆温层。纵观世界上一些著名的空气污染事件，无不与逆温层的气象条件有关。逆温层的高度与厚度不同，对空气的作用也不一样。

烟囱冒出的烟形状与逆温层的变化，对判断空气污染很有实用价值。波浪形烟，风向流动扩散稀释较快，不易发生空气污染；扇形烟，表示存在逆温层，烟气难以扩散，容易造成污染；熏烟形（或下扩形）烟，说明上层稳定，下层不稳定，污染源的下风头最易污染。

雨和雾的影响：雨水对于污染空气起到“洗尘”作用。污染物粉尘、二氧化硫、硫化氢、氧化氮等物质与雨水接触时，或溶于水中，或被水滴吸附落下净化了空气；浓雾常出现在无风天气，浓雾犹如一层厚厚的覆盖物，把地面牢牢地掩蔽起来，使污染空气难以向上扩散，促使污染加重。加上二氧化硫在雾中形成亚硫酸，加剧了危害程度。

综上所述，气象条件对大气污染有密切关系，只有综合治理，控制污染物排放，充分利用气象条件，才能避免污染事件的发生。

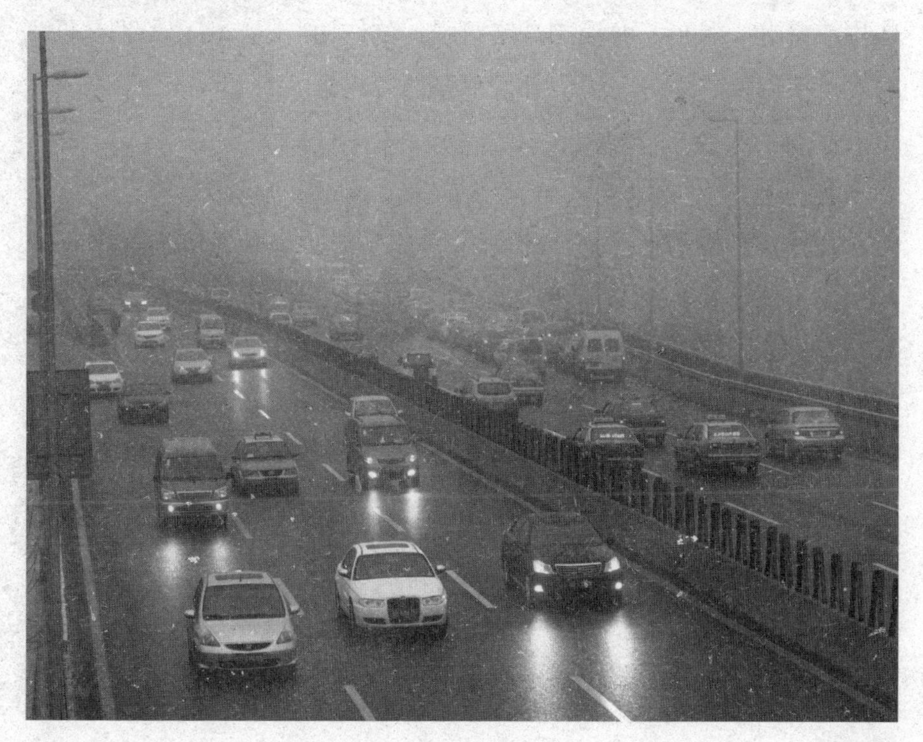

污染破坏了“空气维生素”

人体为维持生存和健康，需要每日从食物中摄取多种营养素，其中包括维生素。现代科学研究揭示，人体不断进行呼吸，除供给机体氧之外，空气中含有的负氧离子像维生素，对人体的健康有很多益处。因而，人们把空气中的负氧离子誉称为“空气维生素”。

空气中的气体分子，在一般情况下呈中性，但是当受到外界因素如宇宙线、放射线的作用或雷电、瀑布、海浪的冲击等强烈的作用时，可使中性气体分子失去外层电子而成为带正电荷的正离子，游离的电子则同另一个中性分子相结合，成为带负电荷的负离子。负氧离子就是负离子中的一种，无色、无味，能中和空气中的有害物质，使空气变得清爽新鲜。人们在海滨、公园、山林、瀑布、喷泉附近漫步时，常感觉到空气新鲜、心旷神怡；在夏季雷雨交加之后，常感觉到空气特别清新，令人舒爽。这与空气中所含的负氧离子数量的增多有关。而在空气污浊的闹市区或拥挤的公共场所，往往会有胸闷、头昏、头痛等不舒适感，这也与空气中负氧离子数量的减少有关。

空气中的负氧离子对人体有良好的作用，它能促进机体的新陈代谢，改善肺的换气功能，使肝糖原含量增加，降低血糖，还可改善人体的免疫功能。负氧离子在吸进人体后，能调节中枢神经，促进组织细胞的生物氧化还原过程，防止组织衰老，改善睡眠，振奋精神，提高工作效率。

维护人类良好的生存环境是利于子孙万代的大事。那么净化空气、营造足够量的空气负氧离子也是保持健康的有益举措。为了健康长寿，亲近负氧离子吧！

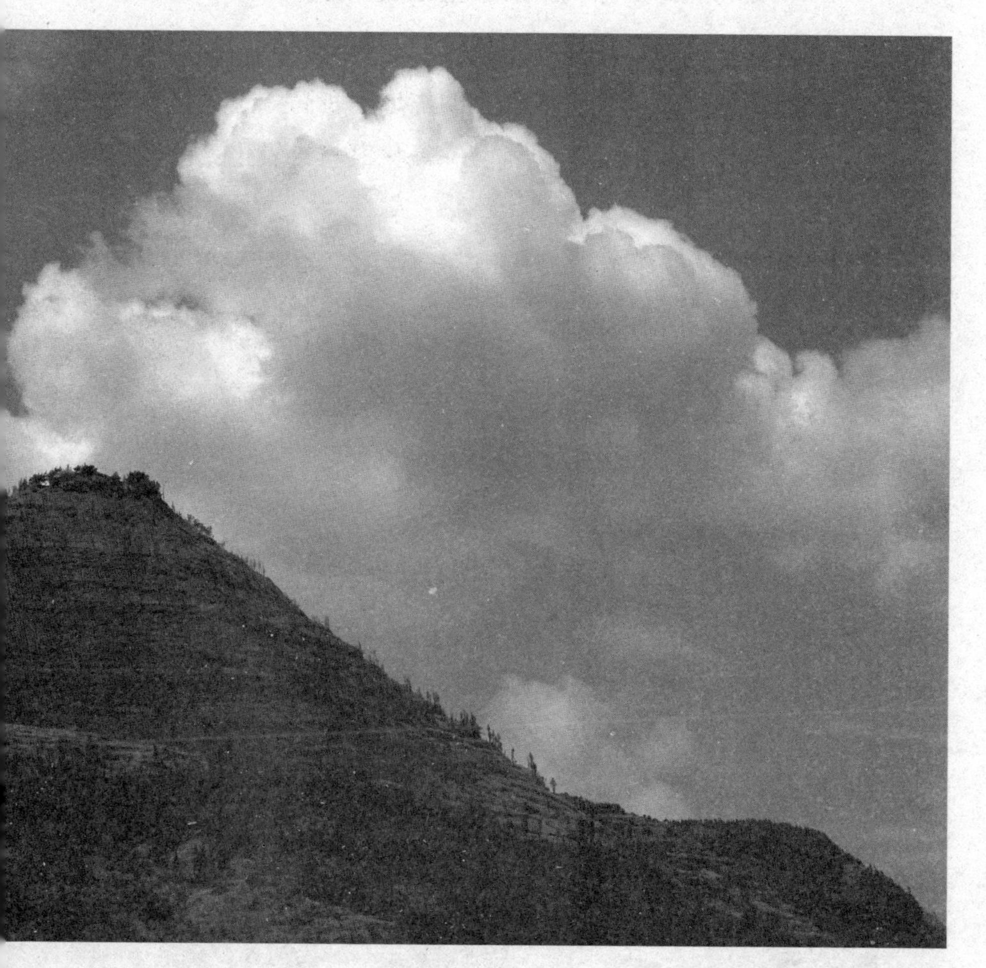

氮氧化物与光化学烟雾

氮氧化物就是元素氮（N）与氧（O）相结合的物质。由人类活动排放大气中的氮氧化物共有七种：一氧化氮、三氧化二氮、三氧化氮、硝酸、五氧化二氮、亚硝酸等。

氮和氧都是空气中的常量组成成分，常温下两者不会发生反应。当温度高于1200℃时，氮能与氧结合生成一氧化氮。温度越高，一氧化氮的生成率越高。一氧化氮进一步与氧作用生成二氧化氮。一氧化氮与二氧化氮已经成为

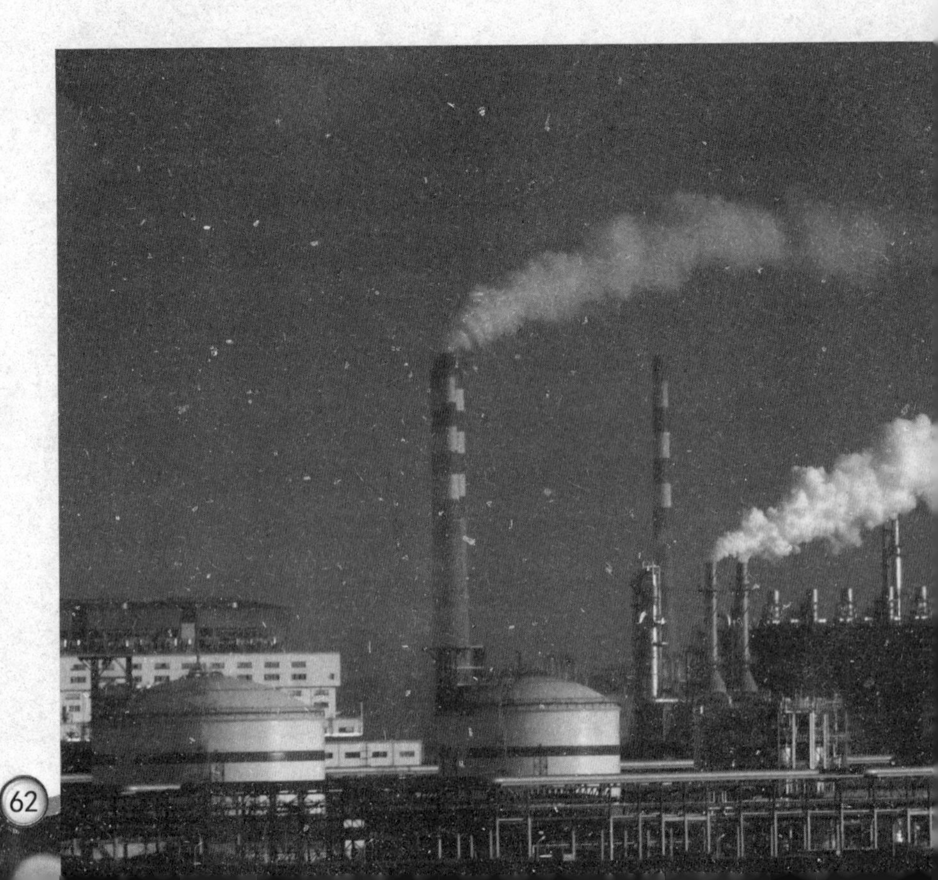

大气中常见的污染物，在污染物中占比很大。

一个二氧化氮分子在大气中可保留三天，最后变化成两部分：一部分与其他物质反应，形成新的产物；另一部分溶解于水，成为酸雨的来源。当一氧化氮、二氧化硫和碳氢化合物等混合在一起，在阳光照射下，经过一系列复杂的化学反应，最终形成一种浅蓝色烟雾，这就是有名的“光化学烟雾”。

光化学烟雾包括臭氧、醛、烷基硝酸酯、过氧乙酰硝酸酯等有毒的无机和有机化合物，世界上因光化学产物引起的环境污染和大规模中毒事件令人触目惊心，应该引以为戒了。

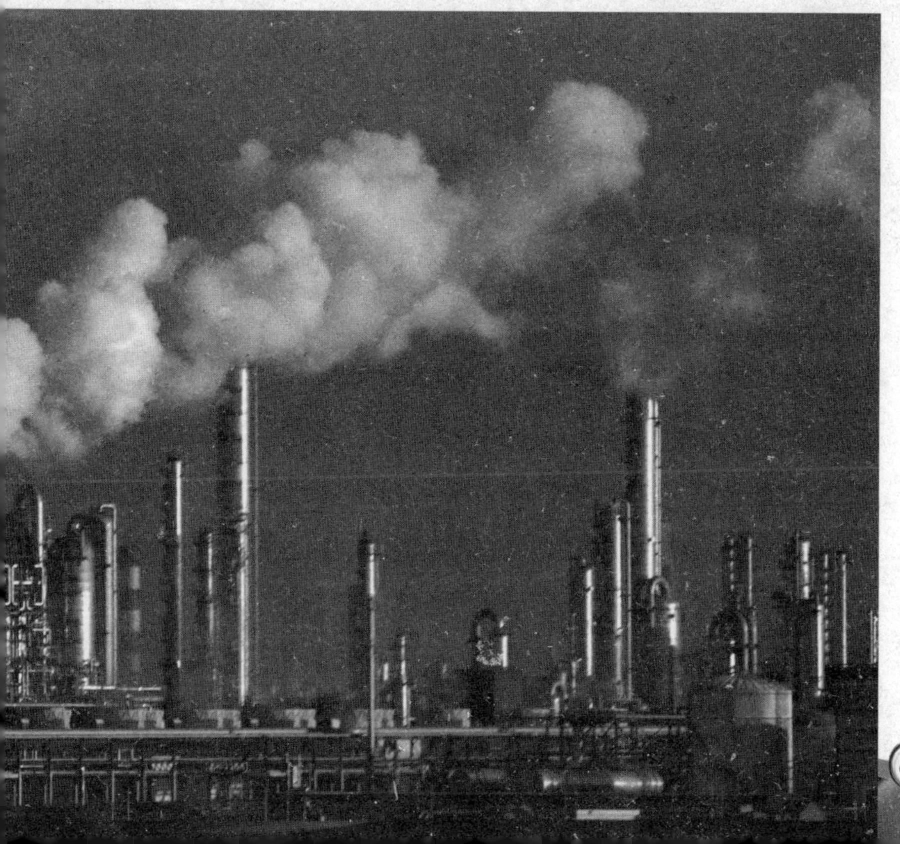

警惕空气污染

人体内新陈代谢的生理需要，使得人时时刻刻都在从空气中吸入生命所必需的氧气。一个成年人每天正常呼吸 2.3 万余次，相当吸入 10 立方米空气，以此供给每天 800 克的人体所需氧气。空气进入人体肺泡进行气体交换，即吸收氧气，排出废气。因此，空气质量的好坏，会直接关系到人体健康。

根据动物试验及病理学调查，具有致癌作用的空气污染物有几十种，其中苯并芘是一种常见的高活性间接致癌物。苯并

芘主要污染源有化学工作、燃料燃烧和香烟烟雾。据测，每千克的黑烟中含苯并芘 250 ～ 300 微克、汽车每分钟排出尾气中苯并芘 10 ～ 120 微克、100 支香烟在燃烧过程中也能产生 1 ～ 4 微克苯并芘。

近年来，很多国家发现城市居民肺癌发病率很高，并有不断增长的趋势。尽管现在导致肺癌的原因很多，但大气污染是造成肺癌及死亡率增加的一个不容置疑的因素。为了当代及子孙后代的健康，必须大力防治污染，净化空气，绿化大地，植树造林，尽量恢复大自然的本来面孔，努力改善生活环境及生态环境。

水质污染与生命灾难

自然界的水大部分原本是洁净的。随着人类生活环境的扩张和生产活动的发展，自然水体也受到了污染。引起天然水体污染的物质，叫作水质污染物。水质污染物的种类繁多，大致可分为无毒无机物、无毒有机物、有毒无机物和有毒有机物四大类。无毒无机物是指一般无机盐和氮、磷等植物营养物质，有毒无机物主要指汞、镉、铅、铬等重金属及氰化物、氟化物等，无毒有机物指比较容易分解的碳水化合物、脂肪、蛋白质等，有毒有机物主要指苯酚、多环芳烃和各种人工合成的多氯联苯、有机农药等。这些有害的污染

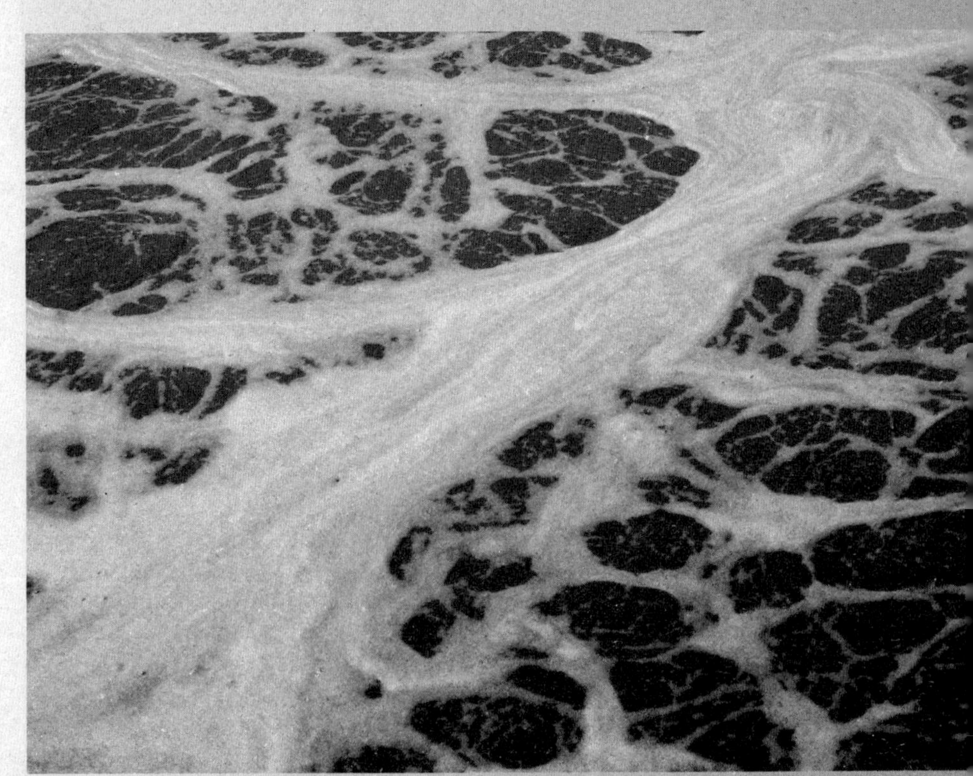

物不仅本身有害，有的在水中还会与其他物质相互作用，产生新的有毒物质。

冶金、金属加工、化工、人造纤维、造纸等工业废水是水体污染的主要来源，而制碱、制革、炼油、化纤、碱法造纸等工业废水则是碱污染的重要来源。水体遭到酸碱污染后，水的酸碱度（即pH）发生了显著变化，水体自净能力将受到影响，水生微生物生长受到阻碍，并对水下的各种设备和船舶产生腐蚀作用。水体长期受到酸碱污染后，水生物的种群会发生改变，鱼类减产甚至绝迹，给水系生态平衡造成不良后果。各种水溶性的无机盐类，特别是氯化物，引入水体后使水含盐量增加，水质硬度变大，有害于农田水利和人类生活。

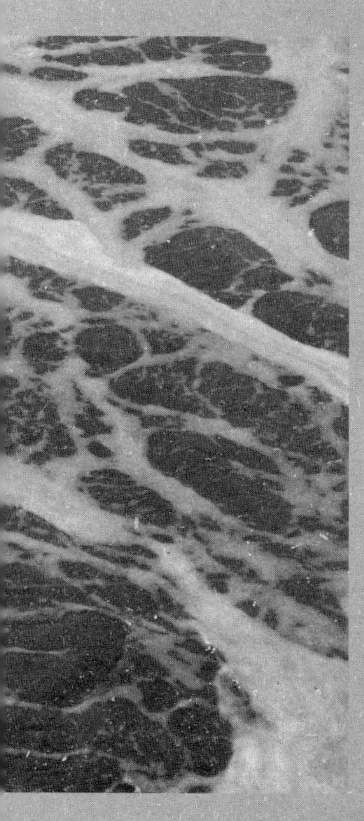

水质污染中的重金属主要有汞、镉、铅、铬、钒、钴和铜等。其中以汞的毒性最大，镉次之。铅、铬也有相当的毒性。此外还有砷，它虽然不属于重金属，但其毒性与重金属相似，所以常常放在一起评说。引起水体重金属污染物的来源十分广泛，最主要的是工矿业排放的废物和废水，如金属矿山、冶炼厂、炼汞厂、电镀厂、仪表厂、印刷厂、染料厂、化肥厂等。

本来供人类饮用的淡水资源越来越少，全世界淡水资源越来越枯竭，有的地区甚至已达到危机的程度，加上水体污染严重，未来人类的生活受到了严重的威胁，人类一定要重视起来。

氟污染的“黑牙病”

氟是一种浅黄绿色气体，有特殊刺激性臭味，极毒。氟的化学性质极其活泼，自然界中不存在纯粹的氟元素。氟化氢是一种常用的氟化物，有强烈的腐蚀性，系无色有毒气体，易溶于水，在 19.54 ℃以下为无色液体。氟与氟化物被广泛用于炼钢、炼铝、化工、磷肥、农药、玻璃、陶瓷、建筑材料、国防等方面。日常生活中的水果、蔬菜、牛奶、茶叶、海盐等也有接触。

环境中的氟有两个来源。一个来源是自然分布，地壳中氟矿石有 86 种，如萤石、冰晶石、氟磷灰石、云母、电气石等，另一个来源是工业生产过程中产生的废气、废渣、废水，如炼钢、电解铝、磷肥生产、农药或塑料工业等都排放大量含氟废物，陶瓷厂、搪瓷厂、玻璃厂亦排放出氟尘和氟化氢。此外，煤中氟的含量也较高，核工业也产生一些氟污染物，加上磷肥、农药的大量广泛应用。

氟已被确认是人和动物必需的微量元素。环境中含氟过高或缺乏都会导致人体内含氟量失调，以致危害健康。

长期食用氟污染物和水，避免不了氟中毒的危害。地方性氟中毒病人，会感到头痛、乏力、食少、腹胀、四肢麻木、肌肉酸痛、关节不灵活等，其中最严重的是“斑釉牙”和“氟骨病”。斑釉牙又叫氟斑牙，通常又叫“黑

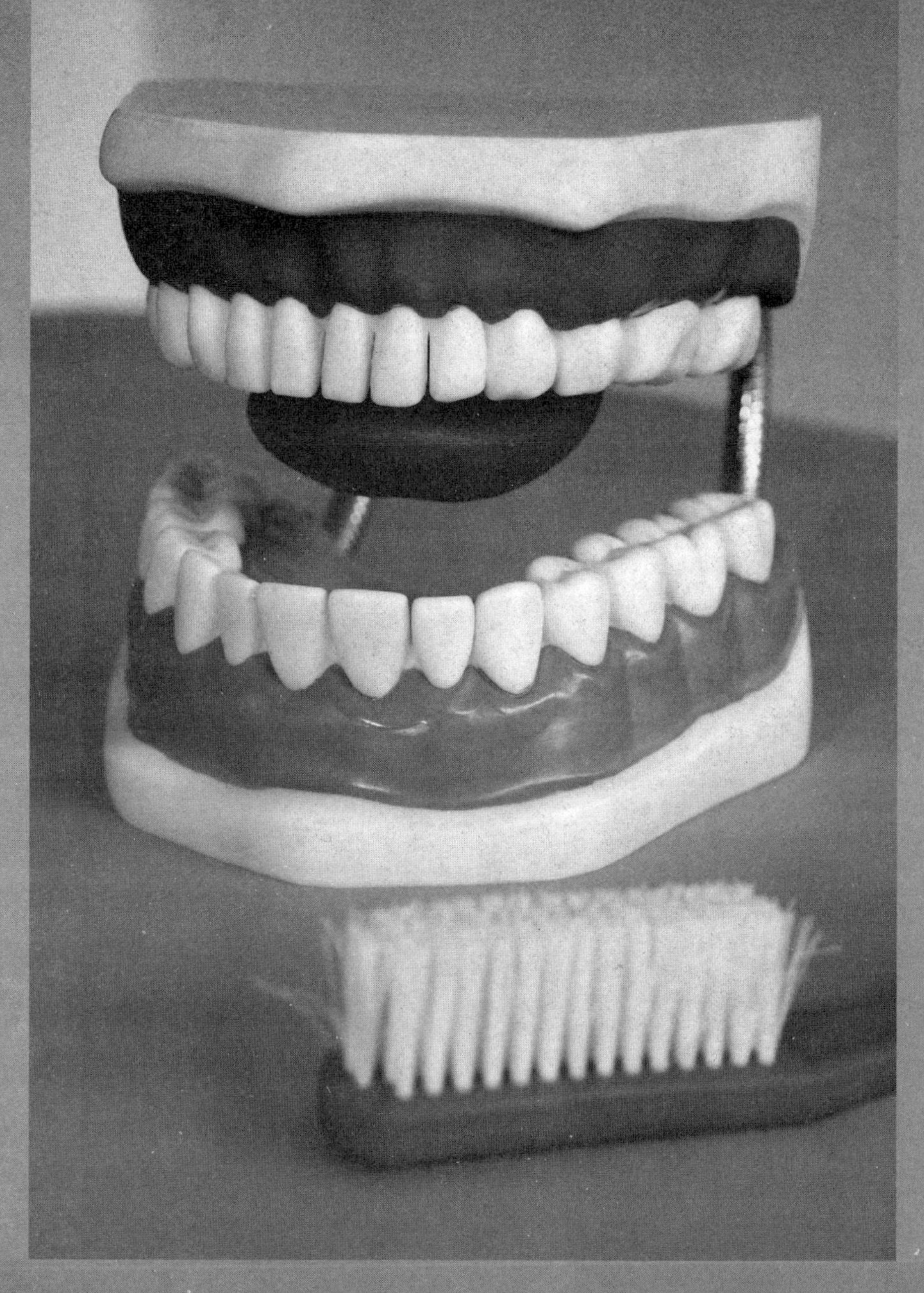

牙病”。初期牙齿粗糙，失去光泽，随后变成黄色或棕色，间有暗褐色甚至黑色纹斑或斑块，分布面逐步扩大。牙质脆而易碎，有缺损、裂隙、沟纹和凹陷，甚至损坏。工业生产中接触氟化物的工人，氟斑牙的发病率较高。可见，防范氟污染中毒是何等重要。

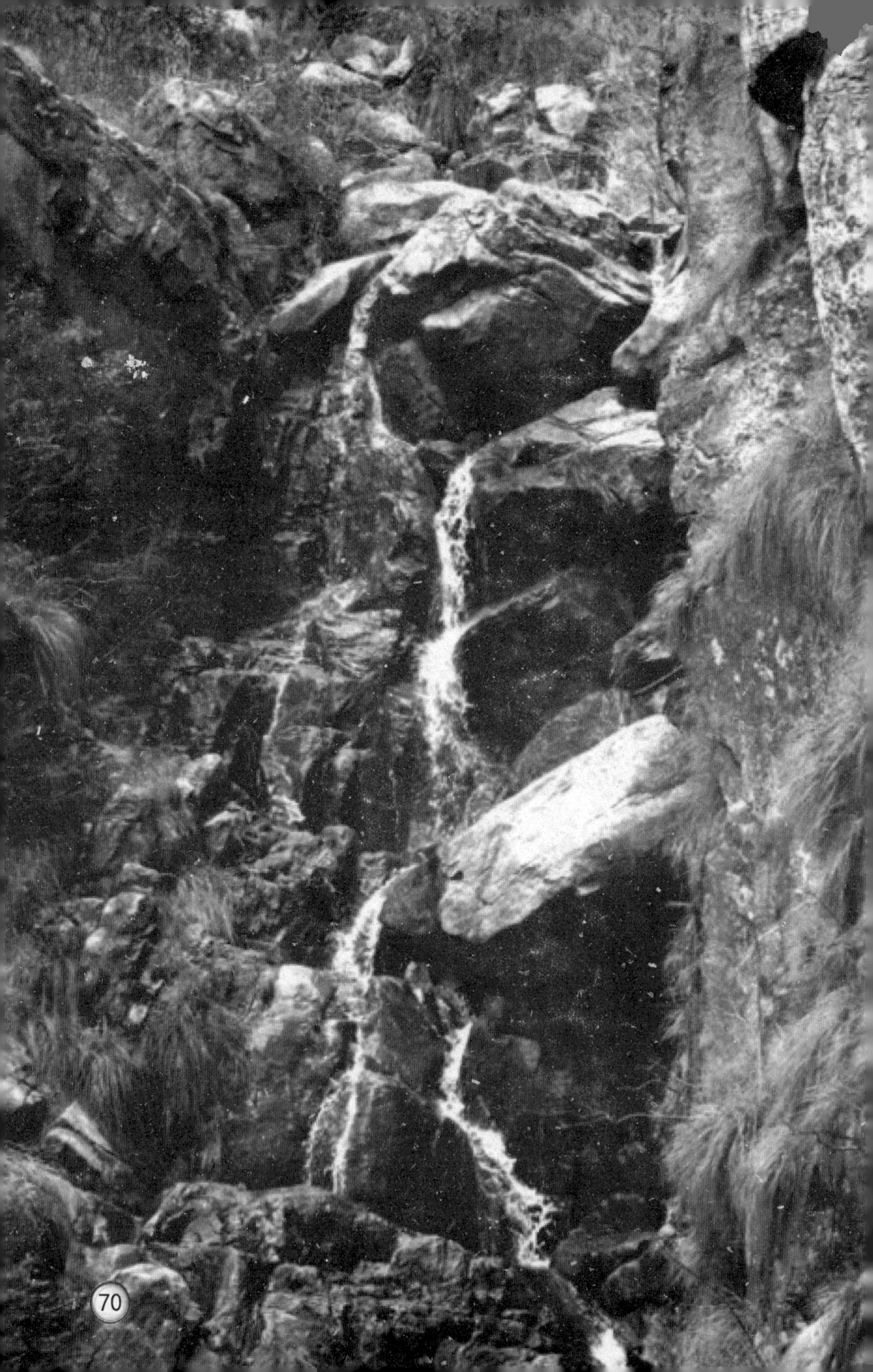

铅污染

铅是一种银白色金属，质软，延性弱，展性强，熔点为327.502℃，沸点1740℃。无机铅大多数是二价离子，四价铅可与烷烃结合成烷基铅。常用的汽油抗爆剂四乙基铅就是一种有机铅化合物，是油状水果味的液体，挥发性较高。

环境中的铅有天然存在的，也有人工污染的。地壳中铅含量为0.0016%，在土壤、江河、湖泊、海洋中都有铅的踪迹。

轻度铅中毒开始症状是头晕、失眠、多梦、记忆衰减、乏力、关节疼痛，进一步出现腹痛、腹泻、食欲不振、手足麻痹等。有些铅中毒者血液和尿液中铅含量增加，出现尿铅和血铅。铅能使血液中原卟啉代谢和血色素合成发生障碍，因此，铅中毒大部分有贫血和红细胞异常症状。此外，铅能置换骨骼中的钙，青少年对铅的毒害较为敏感。曾经发生过国外贫民窟儿童吞食从墙上剥下来含铅的油漆而引起中毒的悲惨事件，中毒儿童出现大脑麻痹、精神迟钝、癫痫、慢性肾炎等症状，有的甚至身亡。

如今，汽车数量急剧增多，尾气排放量也急剧增加，马路地面1米以下空气中铅含量超标，中小学生就在这个环境中行走。青少年学习任务繁重，许多印刷品中含铅量也较高。因此，爱护青少年，防止铅中毒，也是关爱青少年的当务之急。

食品污染及其危害

食品污染来源广泛，途径很多，污染物成分和性质各不相同，从作物栽培、收获、贮存、加工、运输、销售、烹调直至食用，中间环节多，周期长，机会多，稍有疏忽，就会污染。其污染可分两大类：一是化学性污染，二是生物性污染。主要列出六种污染。

重金属元素污染。重金属元素如汞、镉、铅和砷污染的危险性较大。这些元素直接蓄积在作物上，或聚集于食物链进入人体，引起机体急、慢性中毒。

农药污染。农药对食品的污染可分为直接污染与间接污染。直接污染为作物收获前应用的残效期较长的农药，间接污染是由空气、水、土壤受到污染而间接造成食品污染。

亚硝胺污染。这是一类致癌物质。除了亚硝胺，还有亚硝酰胺、亚硝脒、亚硝基脲和杂环亚硝胺等。由于土壤中这些物质急剧增加，农作物极易吸收这些物质，使食品中亚硝胺类物质增多。

添加剂污染。在食品加工、制造、处理、包装、贮存等过程中，为了保持食品的营养，防止腐败，改善食品的感官性状和质量，人为地加入各种天然或人工合成的添加料，这就是添加剂。据统计，添加剂有防腐剂、甜味剂、发色剂、调味品等几十类，数百种。

黄曲霉毒素污染。黄曲霉毒素是由一种名为黄曲霉菌生物体产生的一类毒素的总称。这种毒素毒性大、致癌力强，对人体危害极大。

致病性微生物污染。致病性微生物对食品的污染也是很严重的。由于食物加工、运输、销售等过程中所用工具不清洁，缺乏冷藏设备，生熟不分，从业人员个人卫生情况恶劣，引起致病细菌污染中毒。

常言说，“病从口入”，防病千万先防口。

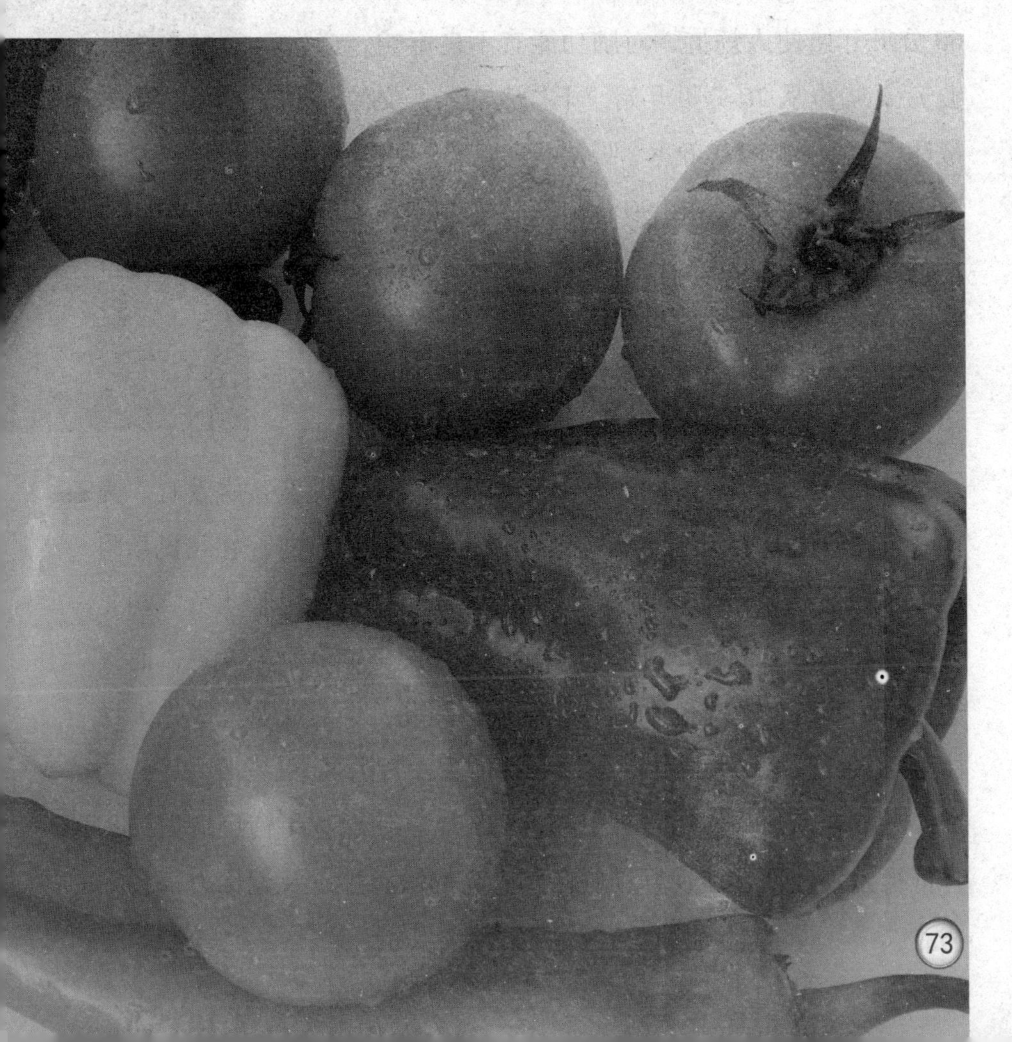

噪声伤人

在一些城市，人们常听到震耳欲聋的高音喇叭声、快节奏的音乐刺激声、收音机与电视机的高频噪声、机器隆隆的转动声、商贩嘈杂叫卖声……这些噪声成为污染环境的一大公害。

据环境试验表明：噪声在50分贝以下人较为适应；噪声大于50分贝影响人的睡眠和休息；噪声从60分贝开始使人烦恼，对脑功能有不良影响，产生疲劳；噪声从70分贝开始，干扰人的语言交流，分散注意力，影响工作效率，听觉器官麻痹，反应呆滞，甚至出现事故；噪声在90分贝，瞳孔会放大，情绪反常，会导致全身疾病；噪声达100分贝时，会使人痛苦不堪，心情焦躁，思维混乱，容易失去理智；当噪声达120分贝时，会产生痉挛；噪声在130分贝以上，人会声嘶力竭地呼叫，极度难忍。

很多研究表明：噪声会严重影响人类优生及儿童正常发育。美国一位儿科医生曾对22.5万个婴儿做过研究证实，居住在飞机场附近的孕妇，小儿出生畸形率为0.8%～1.2%。噪声使胎儿及婴幼儿内耳神经细胞受到噪声刺激而受损，不仅会影响大脑的发育，而且还会影响大脑的兴奋与抑制转化规律，因此，会对儿童造成先天身体素质差，甚至语言障碍、缺乏表达能力、智力低下。

日本专家认为，噪声可引起色觉异常，使对称平衡反应失灵，降低视力稳定性，使视杆细胞区别光亮的敏感性以及记忆力都会降

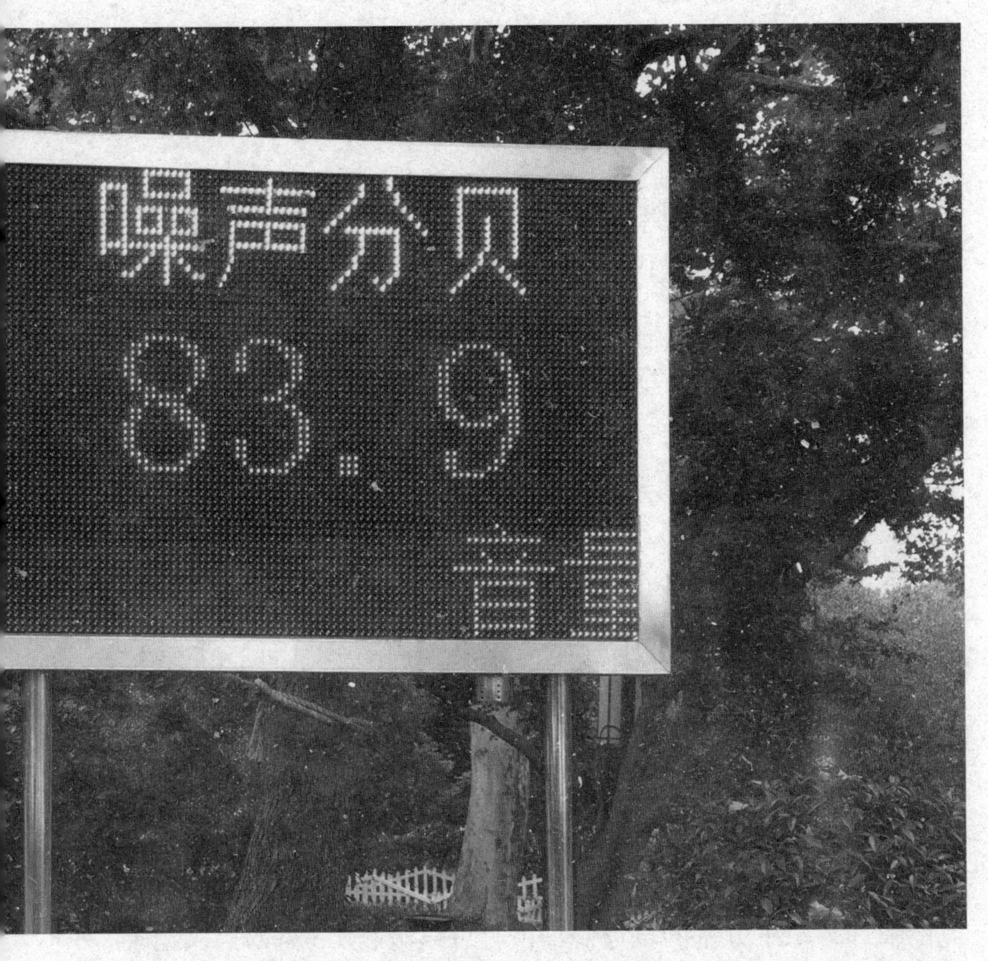

低，甚至完全丧失，对儿童及老年人影响更大。有人做过实验：当噪声强度在 90 分贝时，视网膜中视杆细胞区别光亮度的敏感性开始下降，识别弱光反应时间延长了；当噪声强度在 95 分贝时，有 2/5 的人瞳孔扩大；当噪声强度在 115 分贝时，眼睛对光亮度的适应性降低 20%。另外，长期在噪声环境下工作的人员，还会引起神经衰弱症候群，即头痛、头晕、耳鸣、记忆力减退、反应迟钝等。

人们对噪声深恶痛绝，苦不堪言。让我们积极行动起来，为建成合乎人们身心健康的良好环境而努力。

绿化给城市带来生机

随着城市工业的迅速发展和人口密度的不断增大，城市环境污染日趋严重。进行绿化，既能降低环境中污染物的浓度，净化空气，改造气候，又能美化城市，使城市生机勃勃。

空气中不断增加的二氧化碳是大气污染的主要物质。一个成年人每天呼出近 1 千克的二氧化碳，每消耗 1 吨燃料，排出约 3 吨的二氧化碳。二氧化碳是无色、无臭气体，人类呼气中含 4% 左右的二氧化碳。在空气中，二氧化碳含量达到 3% 时，人体会感到呼吸急促，如含量达 10% 时，会失去知觉。空气中二氧化碳浓度的不断增高，还将影响地球对太阳辐射的吸收及向周围宇宙空间发散热量，产生“温室效应”，使地球气温逐渐增高，这将对地球上一切生物的生存产生重大影响。进行绿化，通过草本植物在日光下进行光合作用，可以吸收二氧化碳并放出氧气。一棵树相当于一个小“制氧厂”，1 公顷的阔叶树林，1 天可以吸收 1 吨二氧化碳，放出 740 千克的氧气；每平方米的草坪，每小时可以吸收 1.5 克的二氧化碳。据计算，如果城市居民每人平均占有 10 平方米的林地或 50 平方米的草坪，就可以保持城市空气的新鲜。

林木还可以吸收对人体健康造成危害的二氧化硫、氟化氢、氯等有毒气体。绿色的树木和草坪还是理想的“空气调节器”，对改善小气候具有重要的作用。在骄阳如火的盛夏，漫步在树荫下和草坪旁时，会感到清爽怡人，这是由于树荫下和草坪旁的气温比广场或马路上的气温要低几度的缘故。有些树木和植物还会分泌出杀菌素，对空气进行消毒，杀灭空气中的结核杆菌、流感病毒等致病微

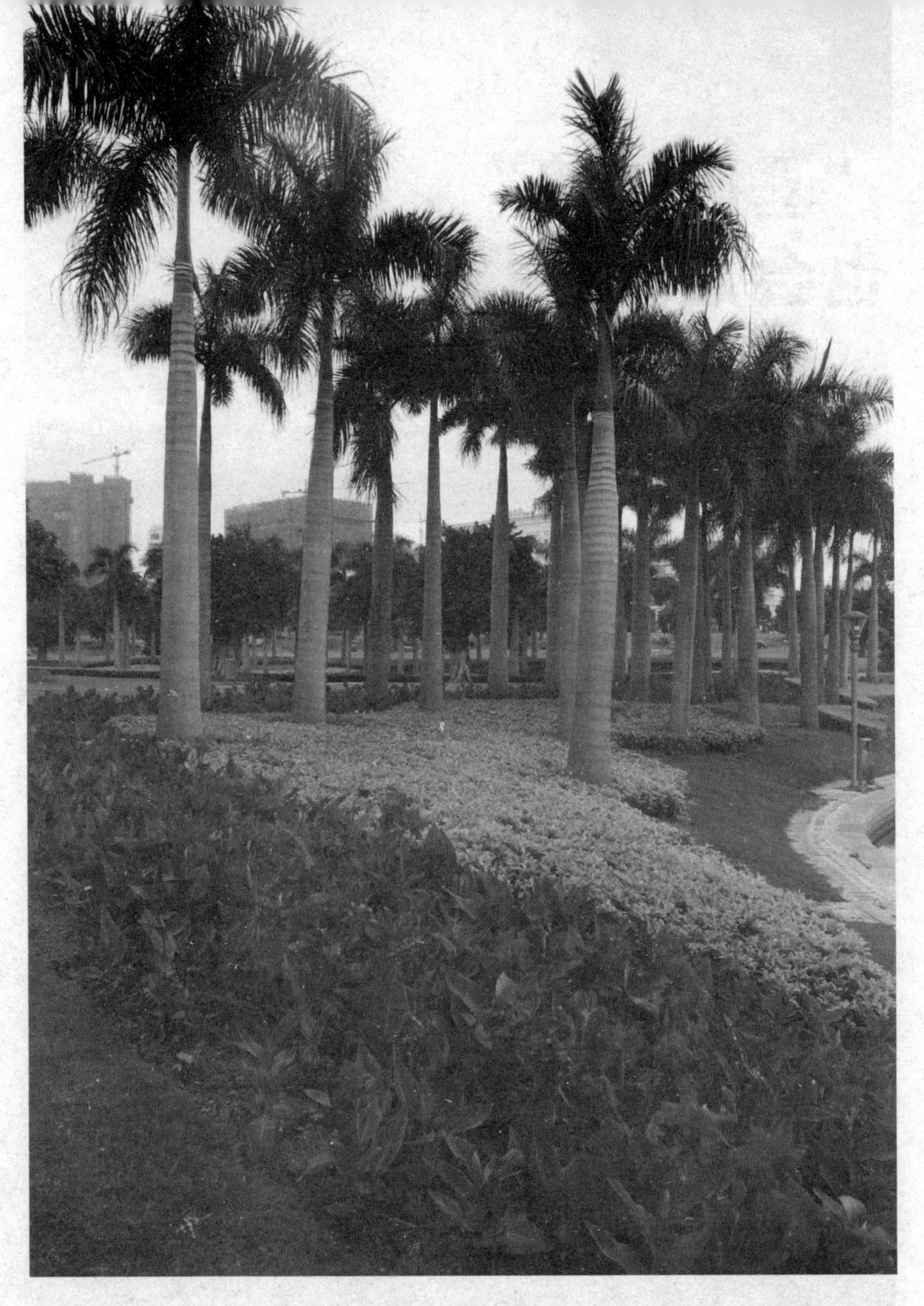

生物。树木对于光化学烟雾的污染和放射性物质的污染也能起到减弱和净化的作用。对噪声污染也有抵挡的功能，林木可以降低噪声8～10分贝，给予人们一个较为宁静的环境。因此，为了净化环境，清洁空气应该得到全社会的重视。动手绿化吧，为世界增加绿色！

“基因污染”也会破坏环境

“基因污染”是环境保护概念，这个概念的形成和提出之所以具有极其深远的意义，是因为这是人类对环境的一种预警意识。“基因污染”对地球生物多样性具有潜在危险，懂得了这种危险，则可能避免重蹈工业革命对环境大规模破坏的覆辙。

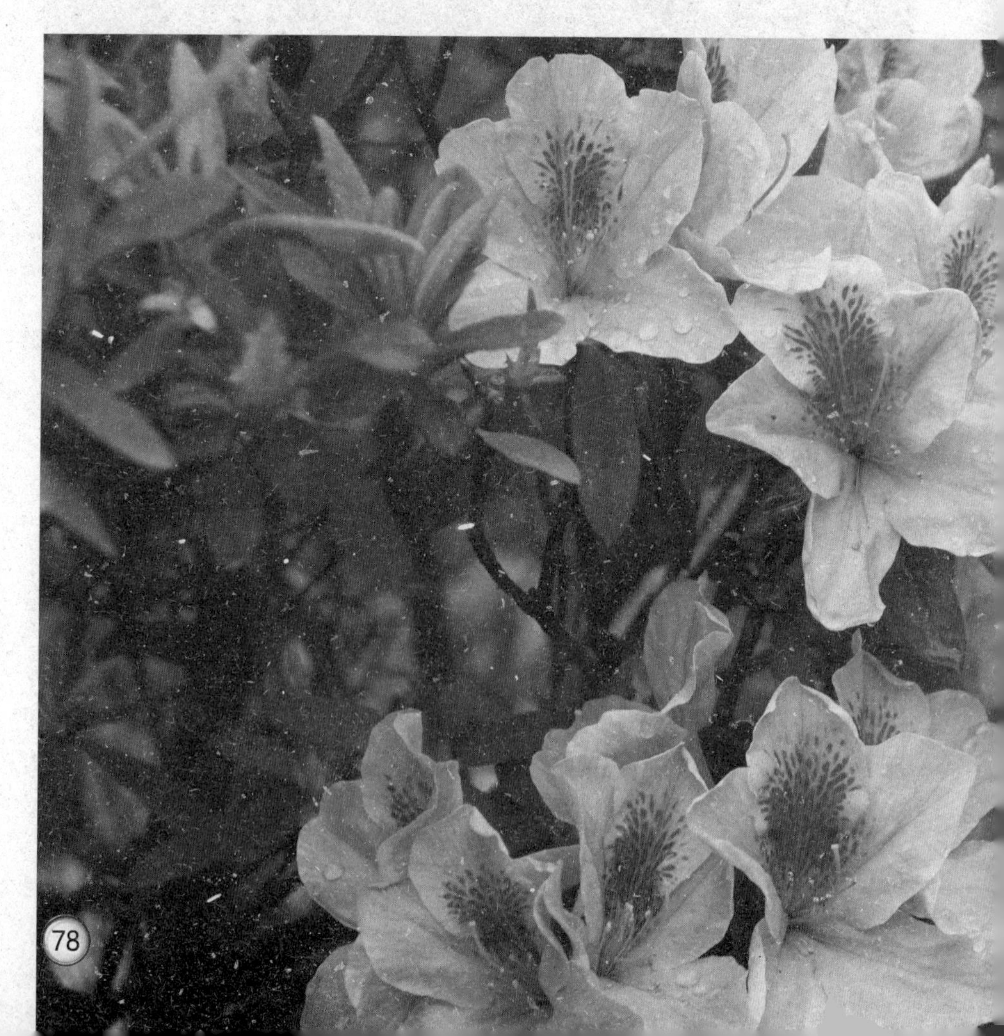

以前，在美国，由于大面积推广基因工程作物，因此使美国许多非转基因作物的种子中有 0.01% ～ 1% 含有来自基因工程作物的转基因。污染已是不争的事实，从种植到成品，几乎每一个环节都有可能发生污染。在田间发生杂交是原始的污染，第二次污染则发生在没有清理干净的仓库和运输环节，致使传统作物的种子混杂有基因工程作物的种子。这使当时的德国和日本粮食进口商也只好无奈地规定，进口北美传统作物的种子，其中转基因污染不超过 0.1% 就算合格。

基因工程作物中的转基因能通过花粉（风扬或虫媒）所进行的有性生殖过程扩散到其他同类作物上。这是一种遗传学上称为“基因漂散”的过程，而这种人工组合的基因通过转基因作物或家养动物扩散到其他栽培作物或自然界野生物种，并成为后者基因的一部分，在环境生物学上则称为“基因污染”。

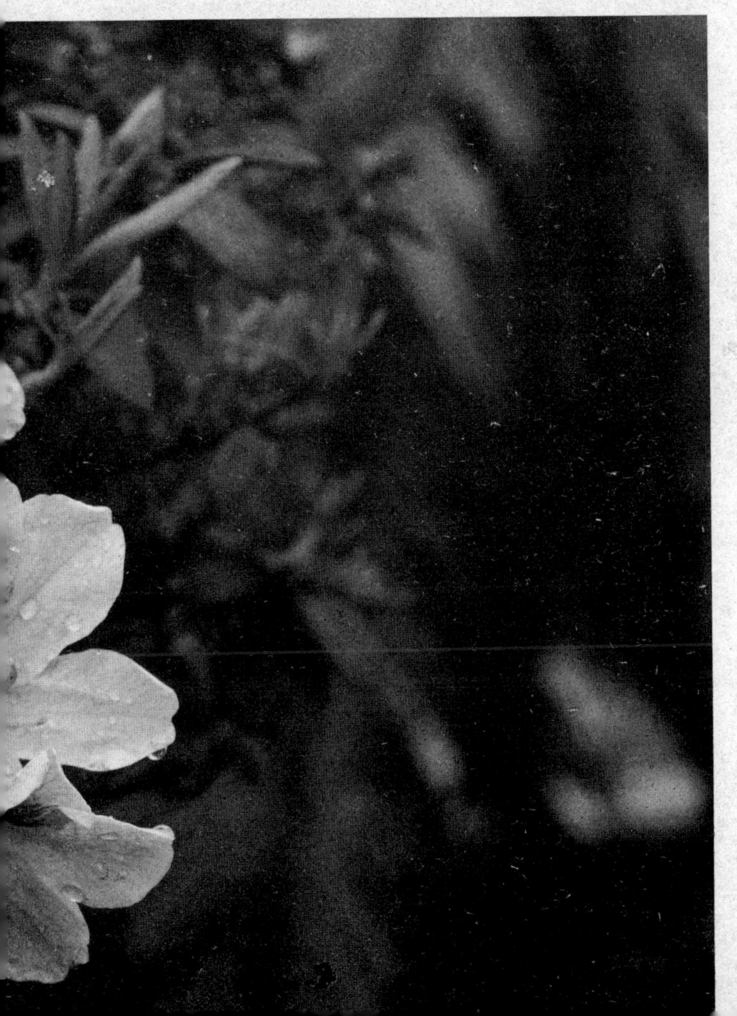

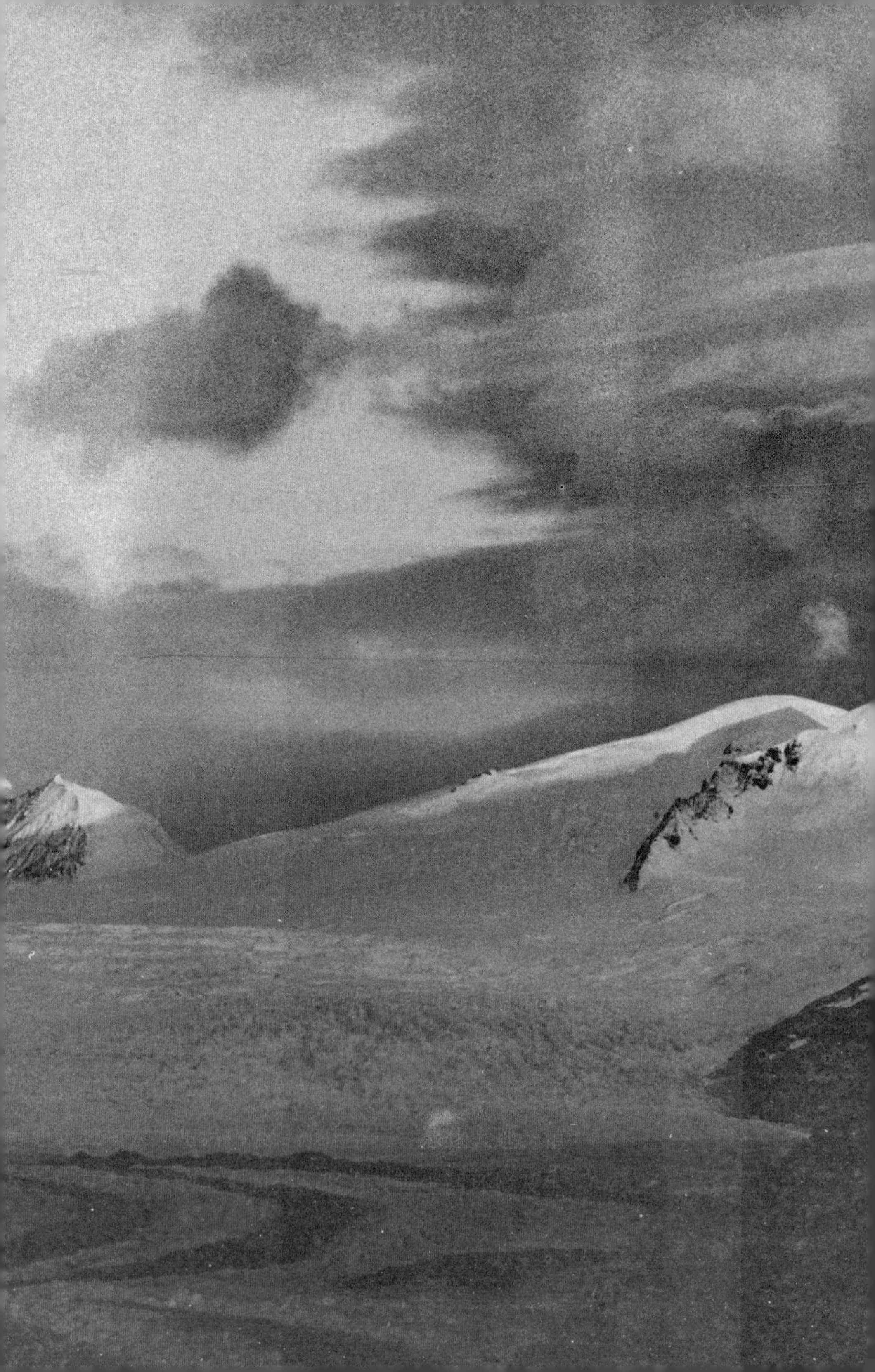

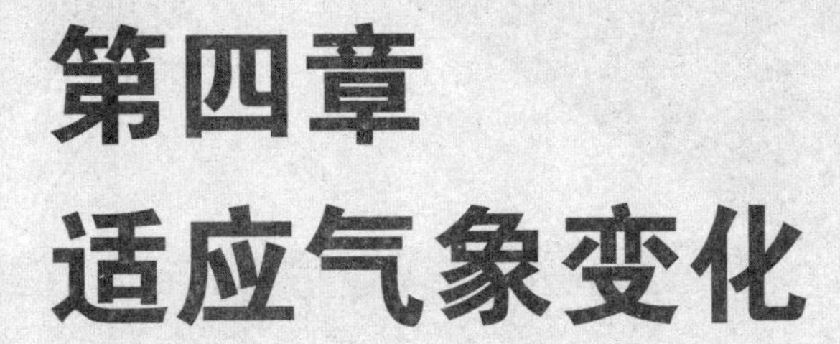

第四章 适应气象变化

博大世界，包罗着自然和社会的万般变幻，包含着生物界的适应。在人类生命进化的过程中，就是在变化和适应中协调的。

人类生活在自然界中脱离不了大气，大气的物理状态就是气象。人体若离开了大气几分钟就将失去生命，可见气象对于人类的健康有着重大的影响。科学家进行了气象对人体健康规律的研究，总结出前人的经验，逐渐形成了一门边缘学科——气象医学。

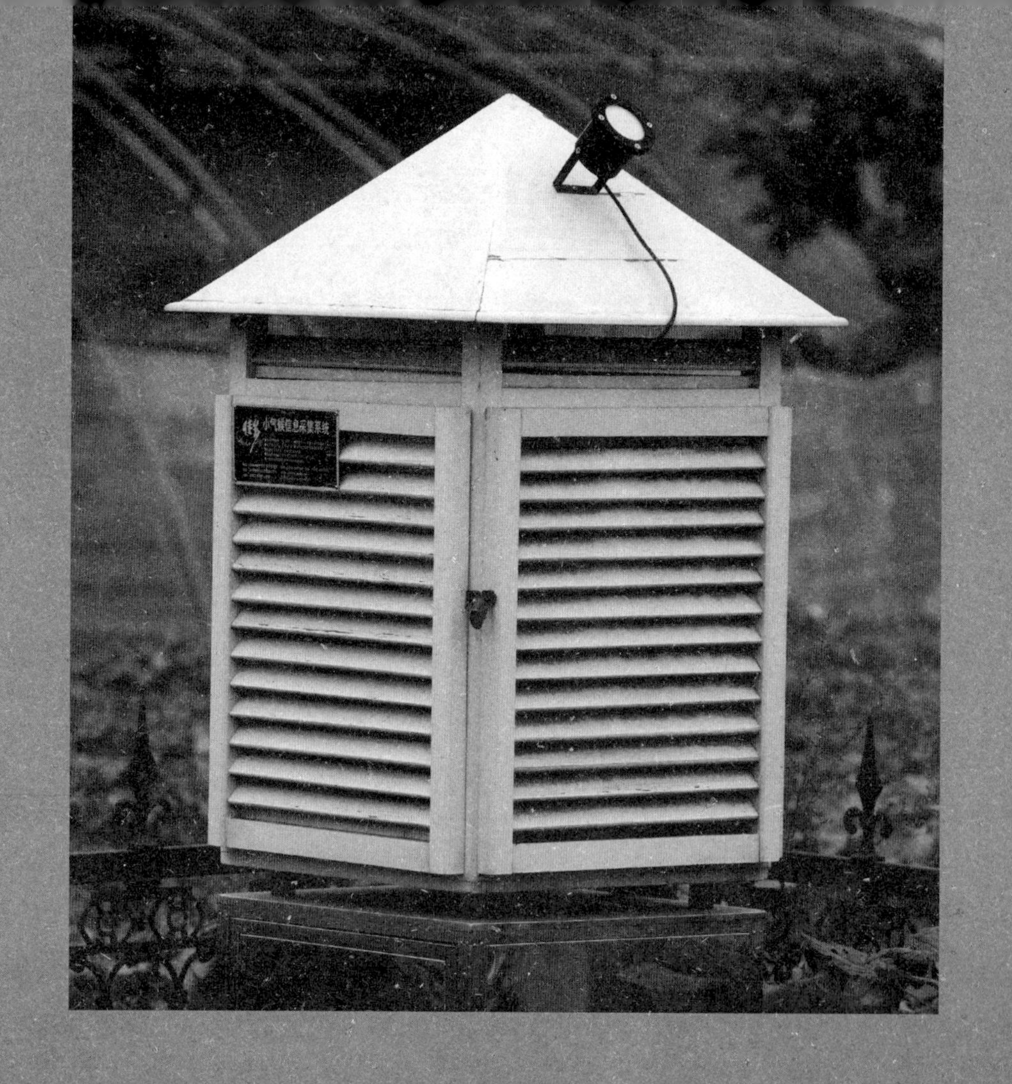

气象医学保健

气象医学是一门跨学科的综合性学科，是研究天气气候对人体生理活动产生的影响，气象与疾病的关系，以及利用气象条件趋利避害，增强人的体质、防病治病、促进健康的学科。目前，国内外在气象医学领域发展很快，并有不同特色，可以说是百花齐放。

德国医学气象专业科技工作者，把当代天气气候与人类健康关系贯穿到人的生理、病理、诊断、治疗中，并率先在电视台、广播电台等新闻媒体，向公众发布 24 小时及 48 小时等不同时效的“健康预报”。例如，今日受大西洋暖气团影响，空气湿度大、风力强劲，心脏病易发作，并伴有痉挛和心绞痛。明日受北大西洋冷高气压天气系统的偏北气流影响，气温将骤降，易发生感冒、支气管炎及关节炎等疾病，要做好预防。此项工作受到当地民众的关注与欢迎，也引起同行借鉴与研究兴趣。美国医学气象人员把发生的各种疾病与同时期的气象条件做了大量统计分析，找出一些相关规律。例如，哥伦比亚地区的哮喘病流行期，总是与天气变冷，但并不是降雨的冷高气压天气系统有关，而心脏病的发生多出现在冷暖空气交绥的“锋面”过境前后。加拿大医学气象专家陆续发表了一些关于这方面的研究论文。例如，偏头痛多出现在大风、湿度上升，而气温下降的波动时期。日本医学气象人员研制出很多疾病与对应不同天气形势图、病例天气卡，依此与当前天气相结合，进行“医学气象预报”。例如，处于低气压天气系统的前部，有 90% 以上肺部患者病情恶化，受冷高气压天气系统的偏北气流控制，气管炎、小儿哮喘病发作可达高峰，暖低气压在风力强时，坐骨神经痛等疾病患者易发作。以前，墨西哥城工业集中，密集的工厂常排放出滚滚浓烟，空气污浊，严重威胁人体健康，出现了用钱买人造新鲜空气的现象，还有的出售具有柠檬味、薄荷味等气味的空气，被称为“兴旺的氧气业”，说明人们多么需要有新鲜清洁的空气啊！

影响健康的气候

气候可对人类健康造成影响，这是不容置疑的事实。

在世界各地，人们生活在各种不同的气候环境中——从热带的酷暑到北极的冰天雪地，各种气候和变化无穷的天气都在强有力地影响着人们的生活和健康。

连续数日的极端天气（如暴雨、洪水、飓风等）能严重地影响人们的健康。贫困地区人们抵御气候影响的能力比富裕地区的人们更显得脆弱。

天气和气候的变化对疟疾传播特别敏感。在不正常的天气条件下，如一场大雨，能极大地增加蚊子的数量，从而引发疟疾流行。这就是1998年发生在肯尼亚瓦吉尔区疟疾流行的原因。在一些国家如印度、哥伦比亚、委内瑞拉的疟疾流行，与厄

尔尼诺现象引起的多雨气候关系密切。

对于人类一个大范围地区来说，民众的健康取决于安全的饮用水、充足的食物、稳定的住所以及良好的社会条件。所有这些因素都受到气候变化的影响。所有国家都应该建立完善的公共卫生机构并创造良好的卫生条件，加强对水污染和空气污染的管理。气候对健康的影响也一定会走向一个理想的境地。

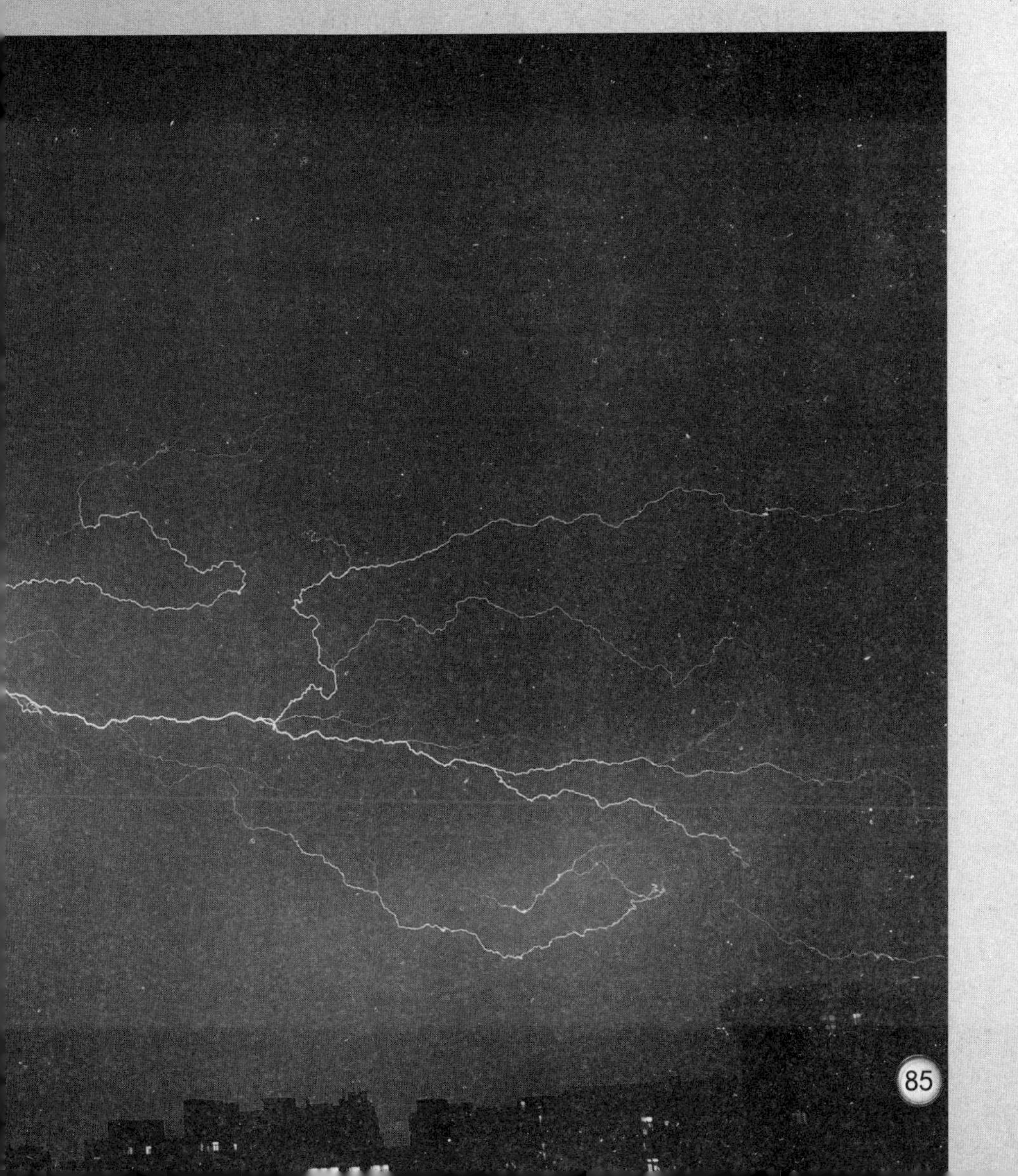

人体与气象的巧妙适应

据考证，人类在热带和亚热带丛林里生活的古猿，经过“沧海桑田”的自然变化，由猿人、古人、新人的演变，从直立行走到用手劳动，发明了工具，产生了语言，大脑发达了，都是与自然界相适应的结果。而人体与气象条件的适应有许多鲜为人知的趣事。

人体中有许多有趣的物理和生理现象，其中不少与气象的适应有着密切关系。

成年人的口腔温度通常为 36.5℃～37.0℃，直肠温度约高半度，腋下温度约低半度。人体感觉最舒适的气温范围是：夏季为 19℃～24℃，冬季为 17℃～22℃。人体感觉气温的变化器官是皮肤，“寒风刺骨”只是文学里的形容词，缺乏科学依据。人体表面器官中，眼睛最不怕冷，但冷风吹拂时，眼睛会流泪，这是因为泪管在冷风刺激下突然收缩，所以泪液不得不夺眶而出。

1 标准大气压为 101.325 千帕，如此计算，一个成年人的身体总共要受到非常大的大气压力。人体之所以感觉不到压力的存在，是因为不同方向大气压力互相抵消的缘故。通常所说的“高原反应”就是因为高原地区空气稀薄，气压小于标准大气压，人体器官难以适应，便会出现一些生理反应，如血压升高、心率增快、呼吸增强等。

体温的调节也有一个适应范围。天气较热时，人体通过出汗冷却自己。如果空气湿度很大，汗液不能蒸发排出，容易发生包括中暑在内的危险。

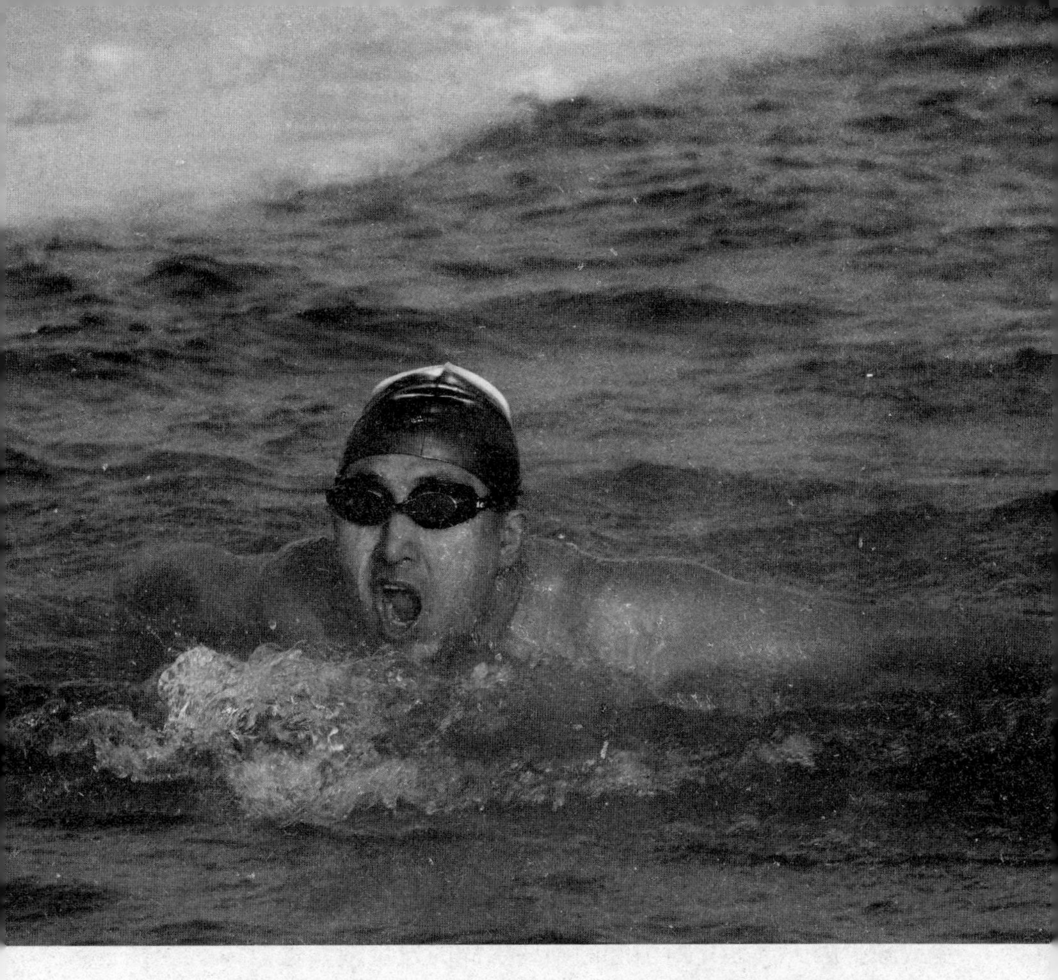

之前，美国科学家用科学方法将人体散发的热量转化为电能，制成温差电池，可供助听器等使用。人体热量散发几乎一半是通过头顶实现的，因而头发很重要，因为头发不导热，冬季可保温，夏天可防暑。有人在夏天试图用剃光头来达到凉快的目的，其实并不利于防暑。

人体五官中，耳朵最怕冷，因为耳朵的血液供应比其他部位少。一方面，在天冷时，血管受到寒冷的刺激，流到耳朵的血液就更少了；另一方面，整个耳郭除了下方耳垂部分有脂肪组织可以保温外，其余部分只有较薄的皮肤包着软骨，里面的血管很细，自身保温能力较差。

观天防病

近代医学气象科技工作者通过疾病与对应天气之间的大量相关统计研究证实，天气变化几乎对包括呼吸、血液、循环、消化、代谢等在内的一切机体功能，都有可能引起不同程度的影响。通过大量统计与较长时间的实践得知，很多疾病发生与天气变化的关系极为密切，出现最多的情况主要有以下两方面：

一是很多疾病的发生，常常在“锋面”过境前后。“锋面”是温度、湿度等物理性质不同的两种气团的交界面，在气象学上叫“锋面”。锋面过境前后，气压、气温、降水、风云等气象要素，常发生剧烈变化，脑血管病、高血压病、动脉硬化病、风湿性关节炎、气管炎、哮喘、感冒、鼻炎、肺炎等疾病发生率会突然上升和加重。由于有了事前注意与采取相应的防预措施办法的主动权，因此可避免或减少因天气变化所引起的某些疾病的发生或蔓延。

二是很多疾病发生在骤暖暴寒之际。很多人都有这样的体会：在寒潮来临或季节转化时期，或温差大时，很容易得病，有的病还容易加重和蔓延，最明显的是流感以及其他呼吸道传染病的发病人数会突然剧增，甚至医院会人满为患，发病地域广、病期长、起病迅速，有时还会引起死亡率急剧上升。这是因为在较暖时，空气干燥，细菌、病毒活跃，而人的自我调解能力差，尤其体弱多病的人更差。若在短时期突然降温，人们对冷暖剧变的适应性相对滞后，或疏于防范，从而患病。另外，在气温大幅度下降的暴寒时，在寒冷刺激下，血管收缩，静脉压力上升，而人体自身反应及调解能力有限，尤其幼儿及体弱老者更甚。当气温降幅过大时，对人体造成的刺激会使人感到不舒服而生病，发生流感时会形成高潮。暴寒不但诱发流行性感冒，并使感冒迅速蔓延，而且可导致消化性溃疡等疾病高发。这是因为气温突降，人的胃功能受到刺激，使胃酸增加，胃酸分泌过量，引起胃及十二指肠局部血管痉挛及植物性神经性功能失调，从而容易导致消化道溃疡或出血。

有了医学气象预报当参谋，患者得到这些信息，就可引起注意，提前做好自我保健，及时增减衣服和用药，从而大大减少疾病的发生率。

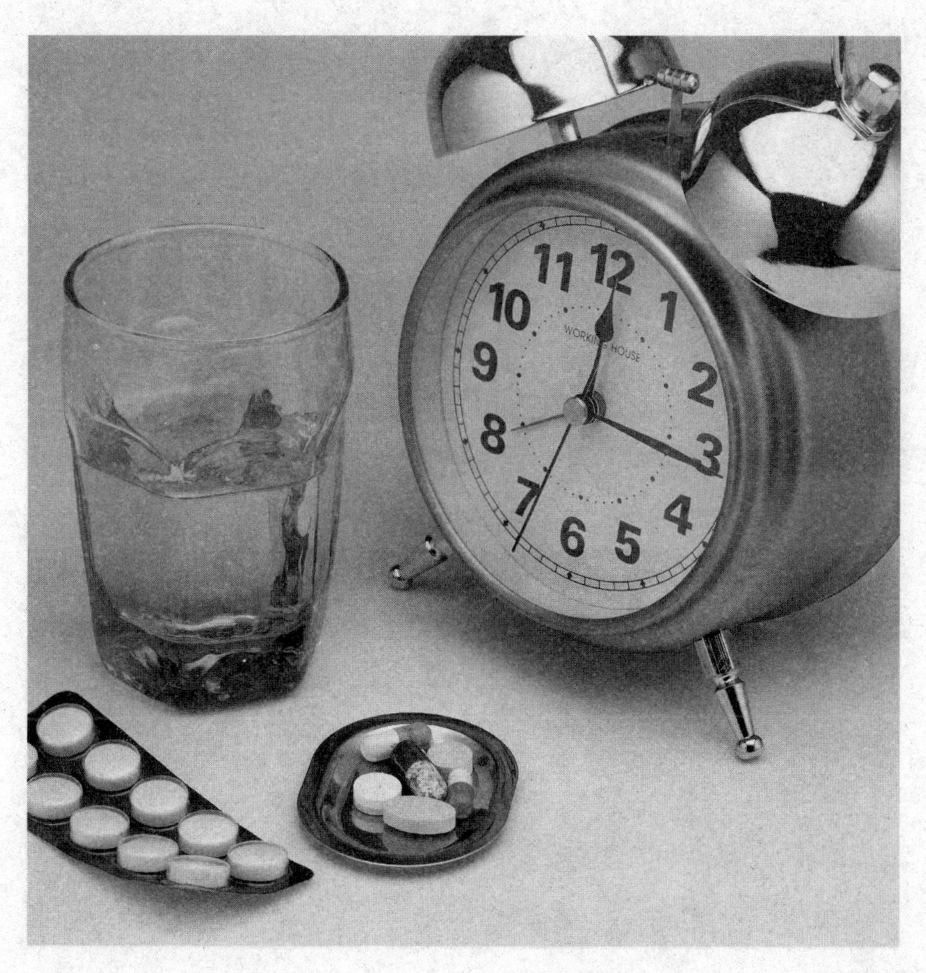

气象保健服务百姓

向高科技领域进军的新世纪，我国气象部门锐意进取，不断创新，气象为大众服务，走进百姓生活。近年不少地方先后开展了“人体舒适度预报”“医疗气象预报”“大气污染指数预报”“中暑指数预报”“寒冷指数预报”等，目前已有很多为百姓生活所需的气象保健服务项目，深受群众欢迎与好评。

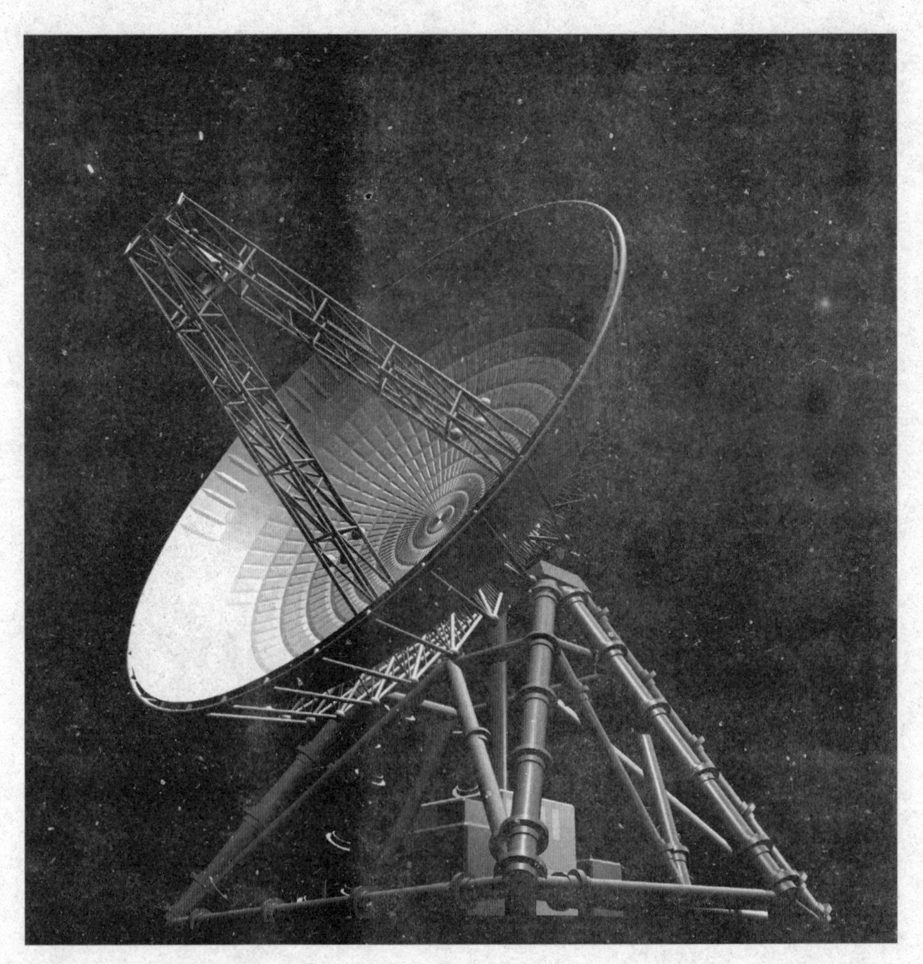

人体舒适度预报（也叫作体感温度预报）：由于人的体感温度与常规的温度预报不同，即常规的温度预报是指气象百叶箱里的温度，而实际人体的感觉气温高低，是受风向、风速、湿度及日照等综合气象要素影响的，与气象百叶箱里的温度不同。例如，气温 -10℃而无风的天气，与气温 0℃而有 4 级风的天气，这本来是气温、风力都有很大差别的两种不同天气，然而由于气象条件的综合作用，使人体感觉温度相同；再如，温度相同、风力也相同，但晴天体感温度比阴天体感温度常高出 6℃～ 8℃。均说明了人的体感温度是由综合气象要素所决定的。

医疗气象预报（也叫气象健康预报）：是根据未来天气对人体健康影响的医学气象预报。例如，有强冷空气移来而突然降温时，气温、风云等气象要素将发生很大变化，从而会使人体温度失去平衡，由此导致动脉痉挛、心肌梗死、心绞痛频发，以及感冒、支气管炎等呼吸系统疾病。有了医学气象预报，就可以提醒人们采取相应措施，做好预防。

大气污染指数预报（或叫空气清洁度预报）：根据不同季节、不同气象条件，与实测大气污染之间统计相关规律，预计在未来某种气象条件下大气污染物稀释与扩散的污染程度。有了大气污染指数预报，人们就可以采取相应的预防措施，防患于未然。此外，还有“紫外线指数”“辐射强度”“花粉浓度”“雷电”“沙尘暴”“晨练指数”“登山指数”“旅游城市天气”“日出日落时间”等。

总之，生活气象预报服务面很宽，能给百姓提个醒儿，以便采取对应保护措施。在市场经济大潮中，这是现代科技为百姓平安、健康撑起的一把把“保健伞”。

物候学走进健康理念

现代医学气象专家发现，天气气候与药物疗效有密切关系，对同一人使用同一浓度的同一种药物，在不同天气气候条件下，其效果反应有很大差异。比如，冬天人体血液中的血红蛋白增多，血压升高，而在夏季气温高，血管扩张，血压就会降低，因而夏季给同一高血压患者服用的降压药物，仍按冬季的剂量，则会引起药物

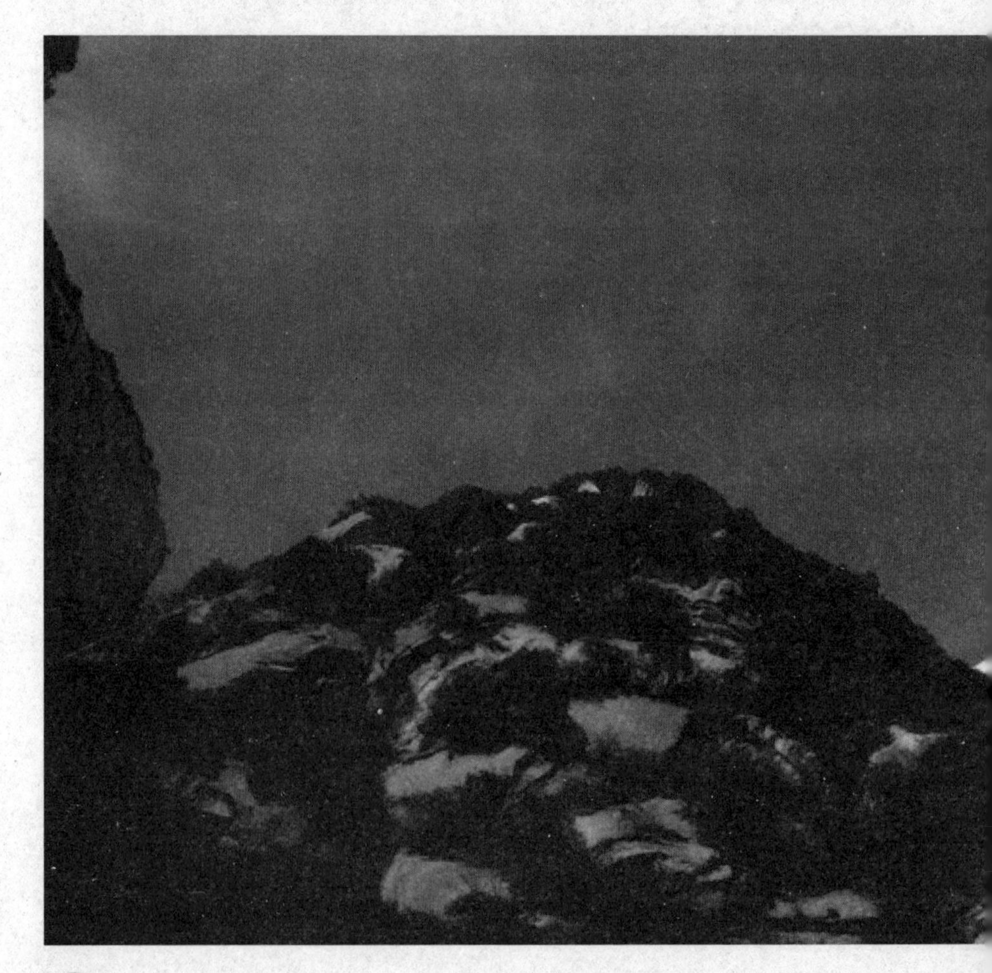

过量所产生的副作用。由此进一步研究而知，人体的各种生理状态都会按人体的自然规律，随太阳、月亮及季节、气候、天气的周期而异。因此，有人认为，用药及动手术要顺应天时，这样便可获得更好的效果。

美国科学家提出，用降压药物的剂量，应随季节和气候不同而有所增减。例如，有“锋面”过境之时，洋地黄的毒性明显增高，而同一剂量在“锋面”过后的天气平稳之时，反应较小。专家还认为，气温、气压、湿度及紫外线等不同气象要素对药物的反应，可影响细胞膜的通透性及细胞对药物吸收的速度。

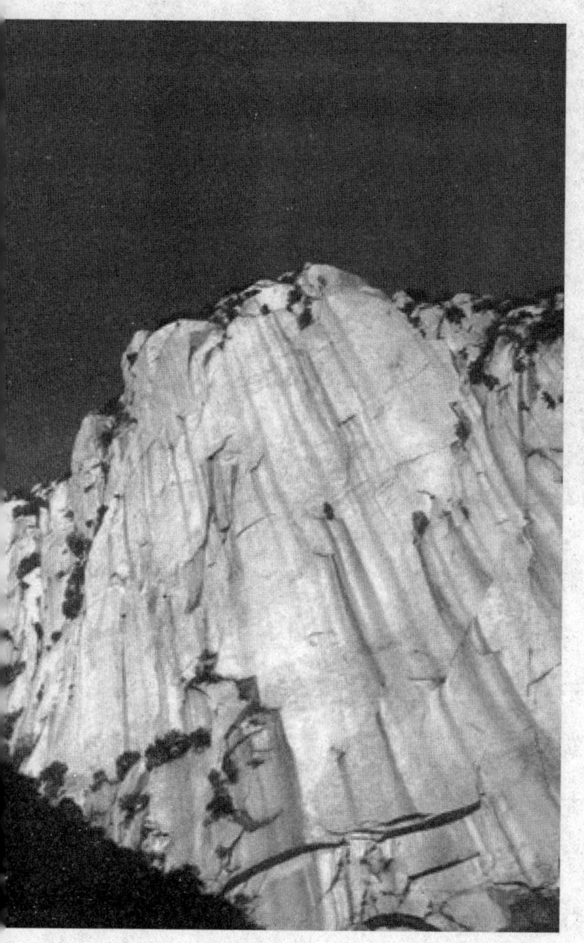

国外有人对上千个手术病例进行过统计分析，发现出血病人在“满月”之夜最危险，易引起肺结核，导致病人咯血。这主要是因为月亮的磁力影响人体的荷尔蒙及体液和兴奋精神的电解质的平衡。因此，做手术应尽量避开“满月”前后这几天。

“顺应天时医疗”观点将被更多医务工作者接受，从而会改变传统的让慢性病患者一日三次惯用定时、定量用药的做法。

利用气候延年益寿

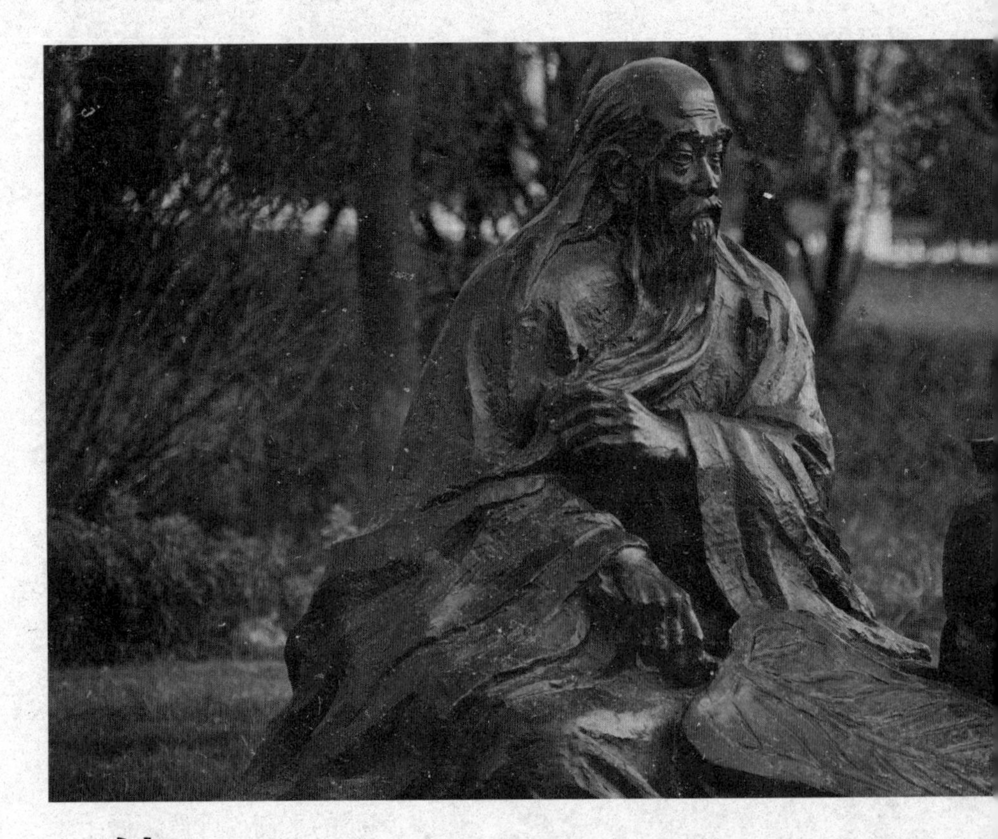

健康长寿是人类亘古未断的美好追求。近些年，一些中外研究老年问题的学者，对世界各地长寿老人做了些调查与分析，发现有的地方百岁以上老人较为集中。如厄瓜多尔的维利巴姆、巴基斯坦的罕萨、俄罗斯的高加索等地区，我国新疆阿克苏、广西的巴马自治县、四川的彭山等地，尤其彭山更为突出，我国历史上著名的寿星彭祖，就生活在这个地方。

在上述各地生活的人为什么能长寿呢？经很多学科的协同研究

分析，专家们较一致地认为：使人能长寿的因素很多，其中环境因素是一个重要条件。长寿老人较集中的地方，基本都是绿色世界的山区。那里青山绿水、树木繁茂、寂静幽邃、空气清新，既没有污染，又没有烦人的喧嚣声，是使人心旷神怡的优越环境。

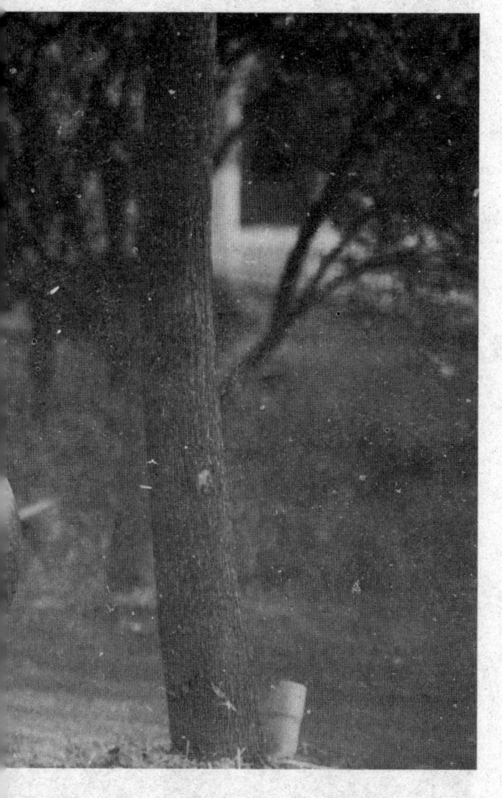

分析上述环境，可从中揭示出两个内涵奥秘。

其一，上述各地基本为林区。那里郁郁葱葱的大千世界，气候适宜，空气中的气体分子，在地壳辐射、太阳紫外线、外层空间宇宙射线以及一定气象条件的作用下，易产生肉眼看不见的很多负氧离子。浓密的负氧离子能调解人的神经系统，增进心脏活力，促进新陈代谢和血液循环，刺激造血功能，使红细胞、血红蛋白大量增加，并有利于睡眠，提高食欲及免疫力。因此，可把负氧离子称为人体健康的“长寿素”。所以，久居在具有很多“长寿素”地方的人，自然就比生活在“长寿素”少的地方的人寿命长。

其二，上述各地大多为山区。生活在山区里的人，会有如杜甫所言“会当凌绝顶，一览众山小”的豁达心境，而且由于经常攀登山岭，因此增加了肺的呼吸量、促进血液循环、降低血糖浓度、增加蛋白质代谢，使甲状腺、肾上腺活跃，强身健体，自然会延年益寿。

全球变暖威胁人类健康

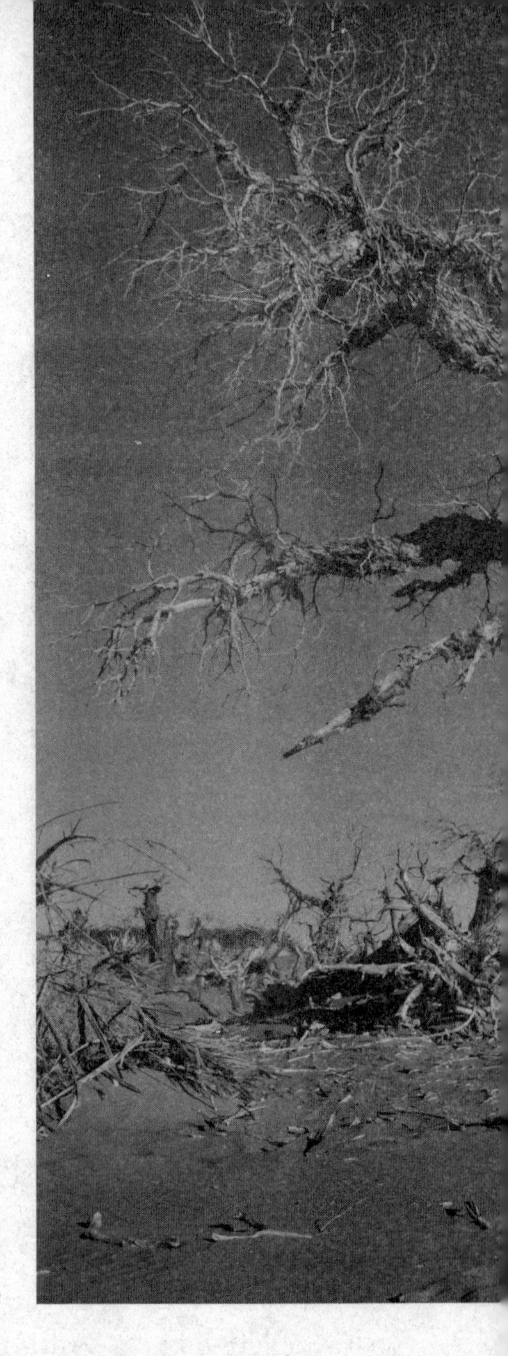

气候变暖，使地球的极地冰雪覆盖面积减小，海平面上升，大自然生态环境遭到严重破坏，淡水资源减少，水生食物链受到破坏，从而会进一步出现食物匮乏和饥荒，由此而大大减弱人们的体质，进而会发生很多疾病。

在炎热与潮湿的气象条件下，寄生的各种细菌分布于空气、水、土壤及有机物质中，以及生物体内部及其体表，极易引起食物霉变，会影响亿万人的食物供应。专家们提出：在气候变暖的环境下，可导致污染及变质食物增加，使食物链遭到破坏，产生恶性循环，这将对人类健康与生存产生严重威胁。

联合国环境规划署（UNEP）于2001年2月发表一份报告中说，各国政府应积极采取有效措施和行动，控制温室气体排放。否则，

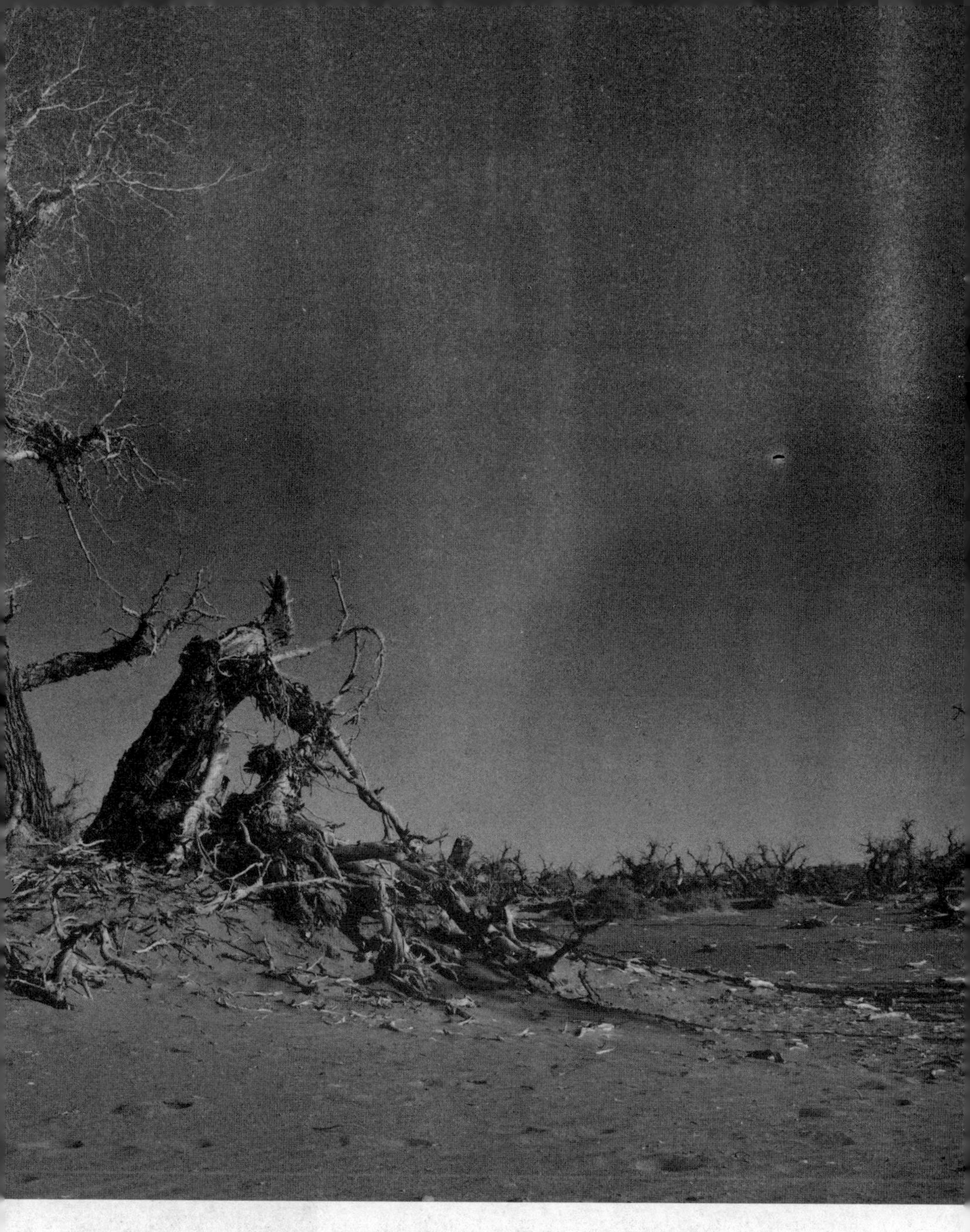

今后 50 年气候变暖，会加剧厄尔尼诺现象及拉尼娜现象的发生，各种自然灾害频率将会明显增加，人类健康将遭到严重威胁与挑战。有关专家呼吁：控制气候变暖，各国有责，人人有责。

天文潮汐与人类健康

天文潮汐是宇宙星球之间所产生的引力效应。在朔日（初一）和望日（十五）时，月球、太阳和地球几乎同处在一条直线上，对地球的引力因叠加而加大。在现实中出现许多天文潮汐事件，不能不引起人们的思索。

1993 年 4 月 1 日至 6 日，埃及的拜哈尔省及首都开罗等十几个省市的数千名学生目眩、昏迷和头痛，有的被迫停课。经医生对学生身体检查，几乎所有人的心脏、血压正常，无器质性病变，各项化验检查也都正常，一直未找到发病原因。与此同时，这种情况在其他地方也有不同程度的发生。后来经专家们分析、研究，方知这是天文潮汐惹的祸。

在 1993 年 4 月 1 日至 6 日，太阳系几个行星对地球有重要影响。3 月 31 日为上弦日，4 月 1 日上弦期的影响还没有过去，又发生了两个重要情况：一是火星与地球、月亮同处于一条直线上，天文学称为“火星含月”；二是金星、太阳、地球也同处于一条直线上，天文学称为“金星含日”。由此，月亮、太阳、金星、火星对地球的引力就融汇在一起了，比平时上弦期的引力更大。

1993 年 4 月 6 日这一天接着也出现了两个重要天文情况：一是月球经过地球最近点，月球对地球的引力比其他时间强；二是木星、月球、地球也同处一条直线上，天文学称为“木星含月”。这样，月亮、太阳、木星的引力就汇聚在一起了，比一般情况的引力大许多。专家认为，上述事件是由几星综合引力造成一定影响所致。这些事件的产生，虽然有每个人生理及环境因素，但也不能排除天文潮汐引力所起的一定作用。

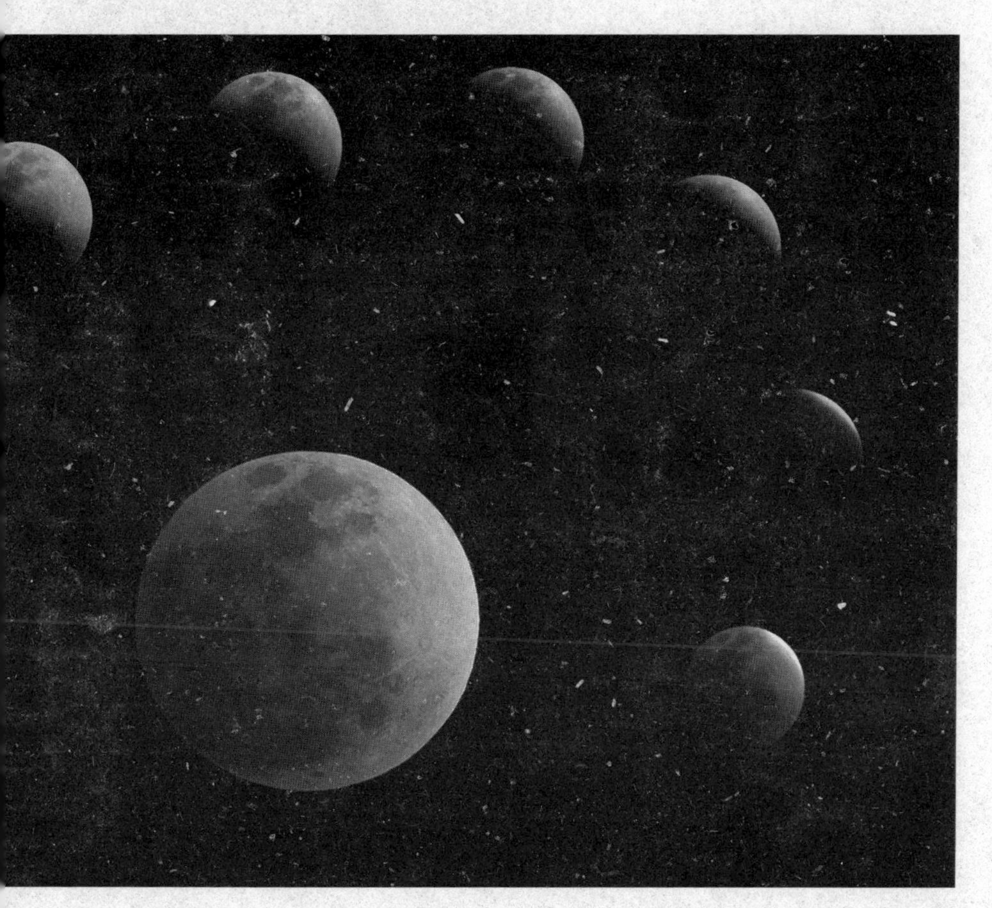

沙尘天气危及健康

沙尘天气是指强风从地面卷起大量沙尘，使空气混浊，大气能见度极低的天气现象。根据沙尘天气的强度，沙尘分浮尘、扬沙和沙尘暴。

沙尘天气不仅严重破坏生态平衡，还严重影响人类生存环境，危及人们的健康。

其一，沙尘天空中一般有几十种化学元素，大大增加了大气中固体污染物的浓度，大风使地面水汽蒸发强烈，空气湿度降低，空气中负氧离子严重减少，导致对天气敏感的人体内血液中分泌大量血清素，让人感到精神紧张、压抑和疲劳，并会引起人们的甲状腺负担过重。

其二，强烈沙尘天气，空气中的冲撞、摩擦、噪声，使人心里感到不舒服。特别是大风能直接影响人体的神经系统，使人头痛、烦躁。

其三，大风使地面蒸发

强烈，驱走大量水汽，使人口干唇裂，鼻腔黏膜变得干燥，弹性减小，易出现微小裂口，防病功能降低，许多病菌会乘虚而入，导致流感、支气管炎等疾病发生。

其四，沙尘易吹进眼睛里，由于外界刺激，极易引起急性结膜炎。因此，在出现沙尘天气时，室外活动要戴上口罩等防尘用品，保护好眼睛及呼吸系统。

关注“臭氧层”

近些年，人类通过极轨卫星连续对地球大气进行探测，发现地球两极上空的大气臭氧层含量不断减少，人们把臭氧层减少现象称为“臭氧洞”。现在南极臭氧洞面积已超过了欧洲的面积。另外，

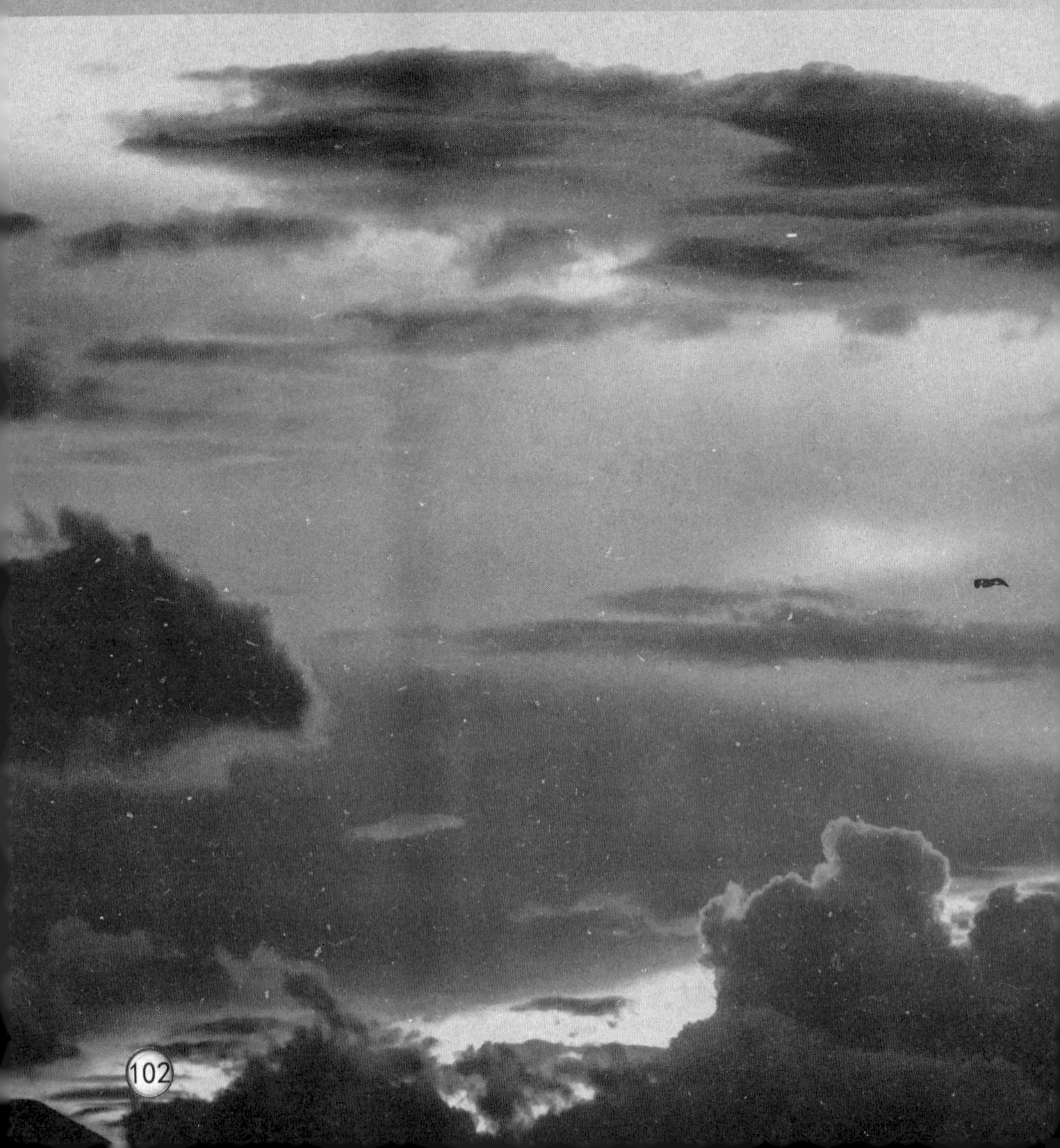

值得我们注意的是：我国科学家认为，中国上空臭氧层减少的变化，虽然没像两极那样严重，但也值得关注。这不仅引起各国科学家们的忧虑，而且引起全人类极大的关注与重视。

臭氧层对人类起什么作用呢？臭氧层是保护人类及一切生物免遭过多紫外线伤害的天然“保护伞”。因为太阳放射的紫外线在通过臭氧层射向地球时被臭氧层直接吸收一部分，剩余的紫外线射向地球表面，所以大大减少了过多的紫外线对人类及一切生物所造成的伤害。问题是现在地球上空大气臭氧层逐渐减少。照这样发展下去势必会越来越严重地危害人类健康，以致生命。因为过多的紫外线会损害人的免疫系统，使白内障、角膜炎、结膜炎、皮肤老化以及皮肤癌的患者增多。

科学家研究发现，臭氧层每减少 1%，地球上的紫外线就增加 2%，皮肤癌患者增加 4%。皮肤癌恶化包括黑色素瘤与非黑色素瘤皮肤癌，发病率较高。需要向人们提醒的是：由于紫外线对人类的影响是多年蓄积起来的，致皮肤癌的潜伏期可长达数十年，因此很容易被人们忽视。

严防人工制造“冷气病”

由于改革开放使人们生活水平不断提高，又逢近年连续夏季气温较高，因此很多家庭、办公室、公共场所等地方都配有“电风扇”“空调”等防暑降温设备，给人们创造了清凉环境。然而，电风扇吹久了，或长期生活在有空调的环境，人会莫名其妙地感到头痛、头昏、关节痛，出现热伤风、皮肤干燥、疲倦、精神萎靡等症状和疾病。医学气象专家称这些为“冷气病”或“冷气综合征”。

为什么会产生冷气病呢？

人工制冷气骤然破坏了皮肤排汗功能：人进入有空调的低温环境中，冷的感觉立刻传到大脑的体温调解中枢，指令皮肤血管突然收缩，使分布全身的汗腺迅速减少分泌，汗液急速减少蒸发。而汗液是人们新陈代谢及血液循环不可缺少的途径，汗腺减少分泌妨碍了皮脂的乳化作用，破坏了皮肤应有的排汗功能。尤其由于冷气使身体局部热量骤然流失，造成皮肤表面热量不均与失调的刺激，因此产生打喷嚏、流鼻涕等现象。

人工制冷气减少了空气中的负氧离子：有人测试表明，室内不论是被电风扇猛烈旋转的空气，还是通过空调的空气，都缺乏负氧离子，从而导致人体组织细胞功能性缺氧，使呼吸循环受到影响，而产生压抑感、失眠、记忆力下降等症状。

制冷气设备要定期检修

空调器进风口处，常布满污垢，并易有细菌滋生，通过冷气槽进入室内，而造成二次污染，所以制冷气设备要定期检修，且室内要常通风换气，才可保持空气清新。

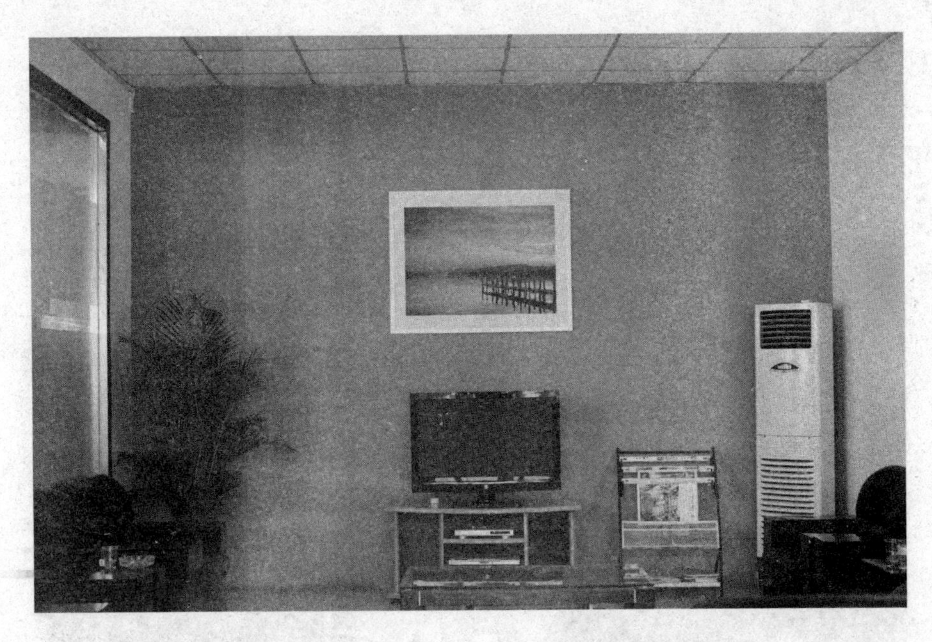

风频影响神经系统：电风扇风频声波影响和刺激神经中枢系统。对天气变化敏感的人，风频使体内化学过程发生变化，在血液中分泌大量血清素，让人感到疲倦、手脚麻木。

怎样预防“冷气病”的危害呢?

身体避免一侧或局部直接被冷气吹，否则局部热量过多流失，造成血管收缩，抵抗力下降，会诱发一些风湿性疾病发生。

当大汗淋漓进入冷气室时，不要立即直接接触冷气风源，尤其头部，应逐渐适应，否则当毛细血管张开，汗液突然受阻，很易得病。

要想感到舒适、惬意和保健，电风扇的频率、转速、方向，应不时地调整，而不要长久固定。

身体距离排冷气处不要太近，时间也不要过长，要有阶段性地间歇，适当地开开停停。在睡眠时最好不要使用电风扇或空调，因为人在睡眠时体内防御系统松弛，很容易着凉，患感冒等疾病。

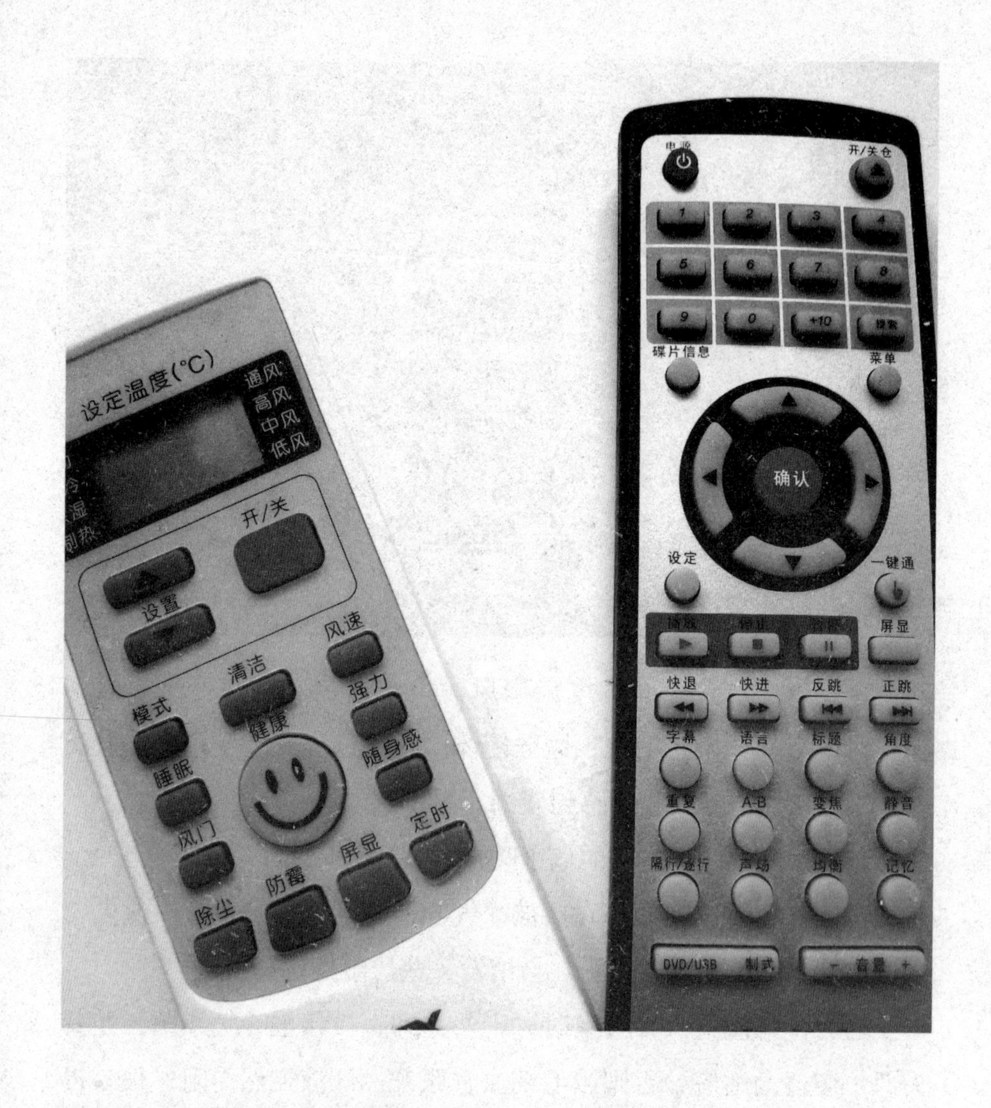

电磁波埋藏着“暗箭”

科技的迅猛发展，加速人类生活水平的现代化。各种电器，如电视机、音响、电冰箱、微波炉、手机、电脑等，不断走进千家万户，给人们的生活带来现代化的享受与欢乐。

然而，各种电器用品所放射出的电磁辐射波，因其无形无味，人们看不见、嗅不着，也触摸不到，而隐藏在室内，成为威胁人们健康的“暗箭”，真是防不胜防，随时悄悄地袭击人们健康的机体。

长期受电磁波辐射的侵害，会导致人体生物电紊乱，产生疲劳、头晕、烦躁、饮食不佳、记忆力减退、精神不振、视力下降、头脑反应迟钝、头痛、失眠、呼吸道干燥、关节痛、胸闷、气短、注意力不集中等症状，对孕妇危害更不可忽视，怀胎易畸形、胎儿先天素质差等，尤为严重的是会引起白血病、恶性肿瘤等疾病。现代很多青年成了电脑“网迷”，常感到眼睛发胀、手脚麻木、皮肤发痒、神经衰弱。这是由于上网时间长，电脑荧屏产生了大量静电荷，静电荷对空气中的尘埃具有很强烈的吸附作用。有资料表明，电脑附近灰尘密度比别处高百倍，大量粒子灰尘长时间附着在人的皮肤上，可导致莫名其妙的皮肤病，尤其在公共网吧会更为严重。因此，上网或使用电脑的时间，一般以一次连续不超过 4 个小时为好，否则对人们，尤其对青少年的危害是很严重的。

怎样克服和减少电磁波的危害呢？

保持室内清洁，减少尘埃，并要经常通风换气，使空气清新。电视机、音响、冰箱、微波炉、电脑等电器，不要在室内集中摆置，应适当分开摆放。看电视应在 3 ～ 4 米以外的距离为宜，每次看的时间最好不要超过 3 个小时，而且不能躺着看电视，亮度也不要开得过大。看电视或电脑操作时间较长时，中间应稍休息片刻，可缓解其危害。使用微波炉时，应尽量避免把脸贴在炉门观看炉内情况，以免眼睛受到伤害。冬季北方使用电热毯取暖时，应在热后切断电源入睡，孕妇及儿童最好不用电热毯。孕妇妊娠早期尽量不做透视。

增强高原反应适应能力

什么是高原病呢？人离开久居的平原地区突然去高原，由于人的体质差异及高原气压低而导致生理发生一些不良的症状，如心率增快、血压升高、呼吸加快、胸闷、头昏、血管扩张、血容量增大、脑血管缺血、心脏负担加重、机体功能紊乱等。

根据高原病发病急缓及临床表现，高原病分急性高原反应与慢性高原反应。急性高原反应如昏迷、肺气肿，慢性高原反应如红细胞增多、高原性心脏病、高血压或低血压等。

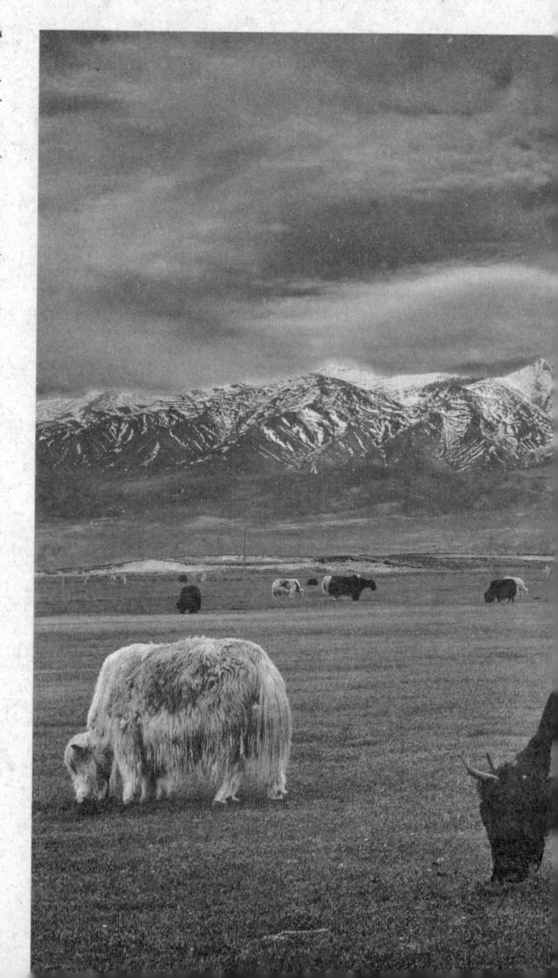

这是由于进入高原气压降低，肺内的氧分压也随之降低所致。地势升高，人体呼吸量和血液循环增加，血液氧饱和不足，刺激造血器官，血色素及红细胞增加，由于脑用氧量大而会感到氧气严重不足。加之肺泡的氧分压和动脉血氧饱和度的下降，一并导致机体为补偿缺氧而造成了呼吸、心率及血液流动加快，头晕、恶心、昏迷、胸闷、脑缺血等病状。

高原与气候有一定相关规律：随着海拔增高，空气密度逐步减小，大气压力随之降低，氧气相应减少，从而引起人体动脉血氧饱和度下降。据测，在海拔0米时，人体血氧饱和约为97%，在海拔3000米时，人体血氧饱和约为90%，在海拔4000米时，人体血氧饱和约为85%，在海拔5000米时，人体血氧饱和约为80%。

增强人体高原反应适应力，主要是要进行适应性锻炼，增强体质，扩大肺呼吸量。在去高原前几天，要减少活动，适当休息，增加营养，使耗氧量减少。初去高原者乘坐火车、汽车，比乘坐飞机能较为适应。

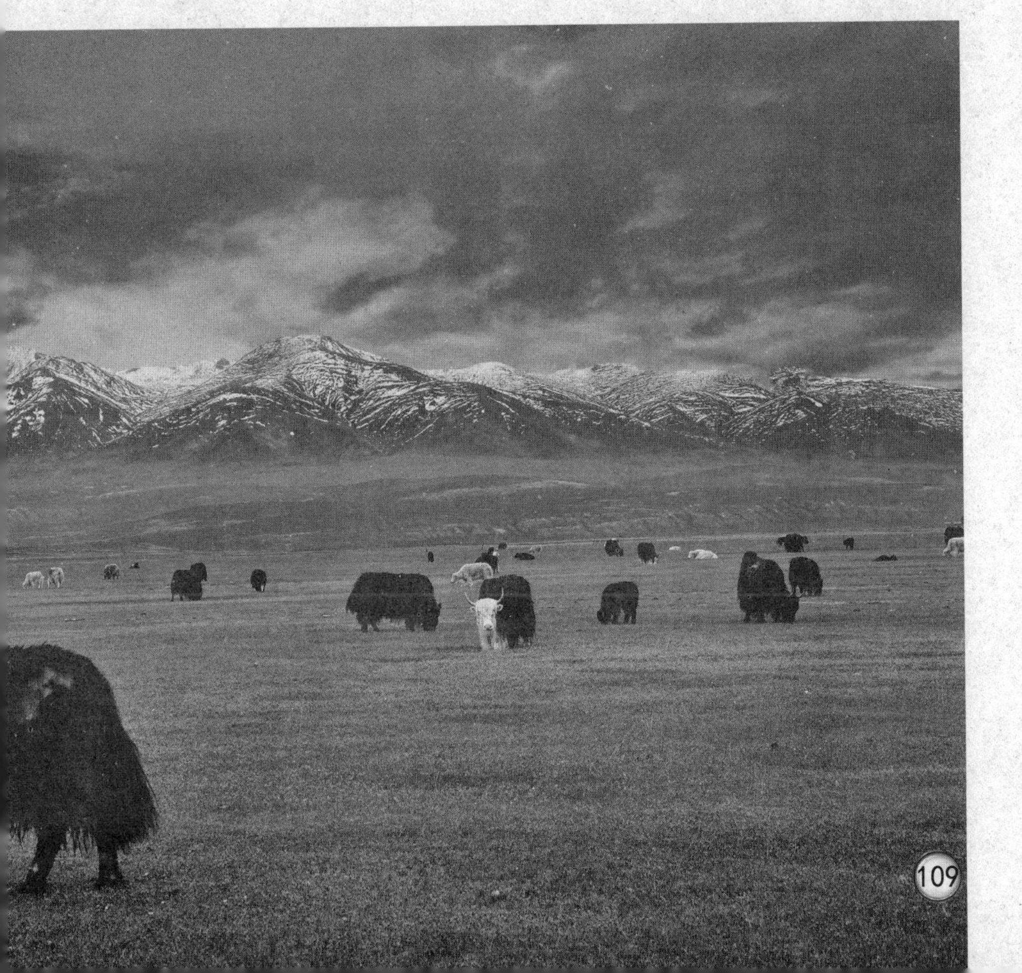

充分利用天然“疗养院”

健康长寿是人类共同的心愿和追求。天然“疗养院”是因地制宜地利用独特的自然环境，以及优越的气候条件，对慢性疾病患者进行康复的场所，如森林、温泉、山丘、海滨等，是疗养慢性疾病的好去处。

森林“疗养院”：一片片森林，犹如一座座绿色疗养院。实践证明，它能奇特地治疗很多疾病。如对高血压、脑血栓、肺气肿等很多慢性疾病都有一定疗效。对调节神经、促进血液循环等功能性的恢复效果也很理想。这是因为森林气候能产生有利人体健康的大量负氧离子，它被人们称为空气中的“维生素”，人体吸收后很有益处。

温泉“疗养院”：我国能疗养的温泉有很多，如吉林省长白山天池温泉、黑龙江省五大连池温泉、辽宁省鞍山市的汤岗子温泉、云南省的腾冲温泉、江苏省南京市的汤山温泉、陕西省临潼区的骊山温泉……温泉中含有丰富的硫和氢等元素，对风湿性关节炎、皮肤病、神经麻痹、动脉硬化等疾病，都有很好的疗效。

草原、花卉“疗养院”：大片草原与花卉，不仅使人心旷神怡，而且有杀菌作用。水及二氧化碳被草原、花卉吸收，转化为氧气释放出来，对人体十分有益。

山丘“疗养院”：海拔千米左右的山丘，可成为疗养疾病及旅游度假的好去处。如江西省的庐山、安徽省的黄山、山东省的崂山、浙江省的莫干山……夏季气温较低，太阳辐射较强，且飘尘少、

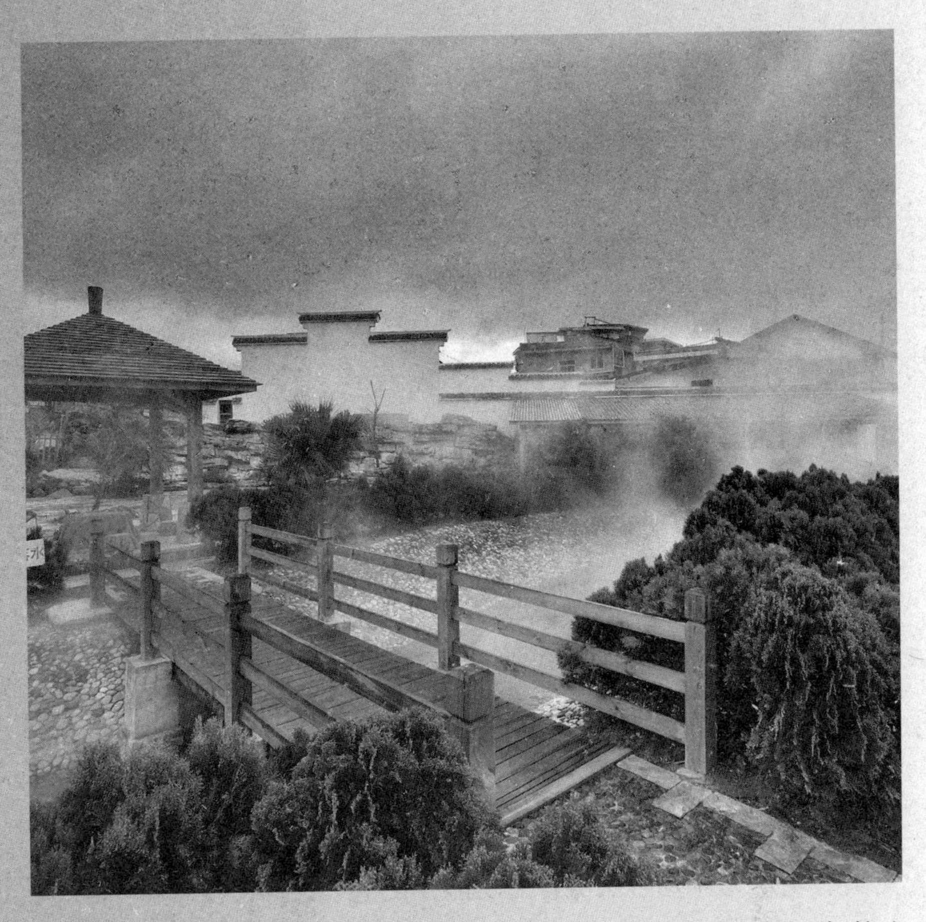

空气清新，能促进血液循环、改善血液成分、加强体内有氧代谢过程，很适合疗养肺结核、高血压、支气管哮喘等疾病。

海滨“疗养院”：海滨气候温和、空气湿润、阳光充足、昼夜温差小，海浪拍岸使负氧离子增多，促使肝、肾、脑等氧代谢过程加强。由于远离城市，空气污染小，因此海滨是休闲与疗养的好去处。另外，海滨沙滩适于海水浴，如把脚及部分身体埋在沙中，还可起到理疗作用，对风湿性关节炎、坐骨神经痛、慢性腰痛、失眠、神经衰弱、湿疹、疥疮、皮肤过敏、佝偻病及抑郁症等疾病，都有一定疗效。

太阳被誉为“神医”

“万物生长靠太阳。”太阳是巨大的取之不尽，用之不竭的能源，给人类带来光明和无穷的欢乐。太阳还是“神医”，对人体有神奇的保健疗效，给人类带来健康、幸福。

太阳好似神奇的“针灸大夫”，“他”那不同波长组成的光谱，有着不同功能。例如，红外线可产生热量，照在皮肤上被吸收后，使人体增加热量而感到温暖，相当于中医大夫针灸的效果。这位“神医”还具有调整人体各组织器官的功能，使毛细血管扩张，加速血液流动，促进新陈代谢，增强细胞活力，并起到消炎、灭菌、镇痛等作用，对治疗关节炎等疾病也有一定疗效。

太阳紫外线能促进黑色素的生长，使皮肤角质层增厚，可阻止各种病毒、细菌及其他有害物质侵入。太阳紫外线还能杀死细菌，抑制其生长和繁殖，防止感染性疾病的发生。

儿童缺钙容易患软骨症，老年人缺钙容易患骨质疏松症。适当晒太阳进行日光浴，能起到防治骨质疏松病、佝偻病的作用，若再配合常喝牛奶，吃鸡蛋、鱼肝油及钙片等，其效果将会更好。另

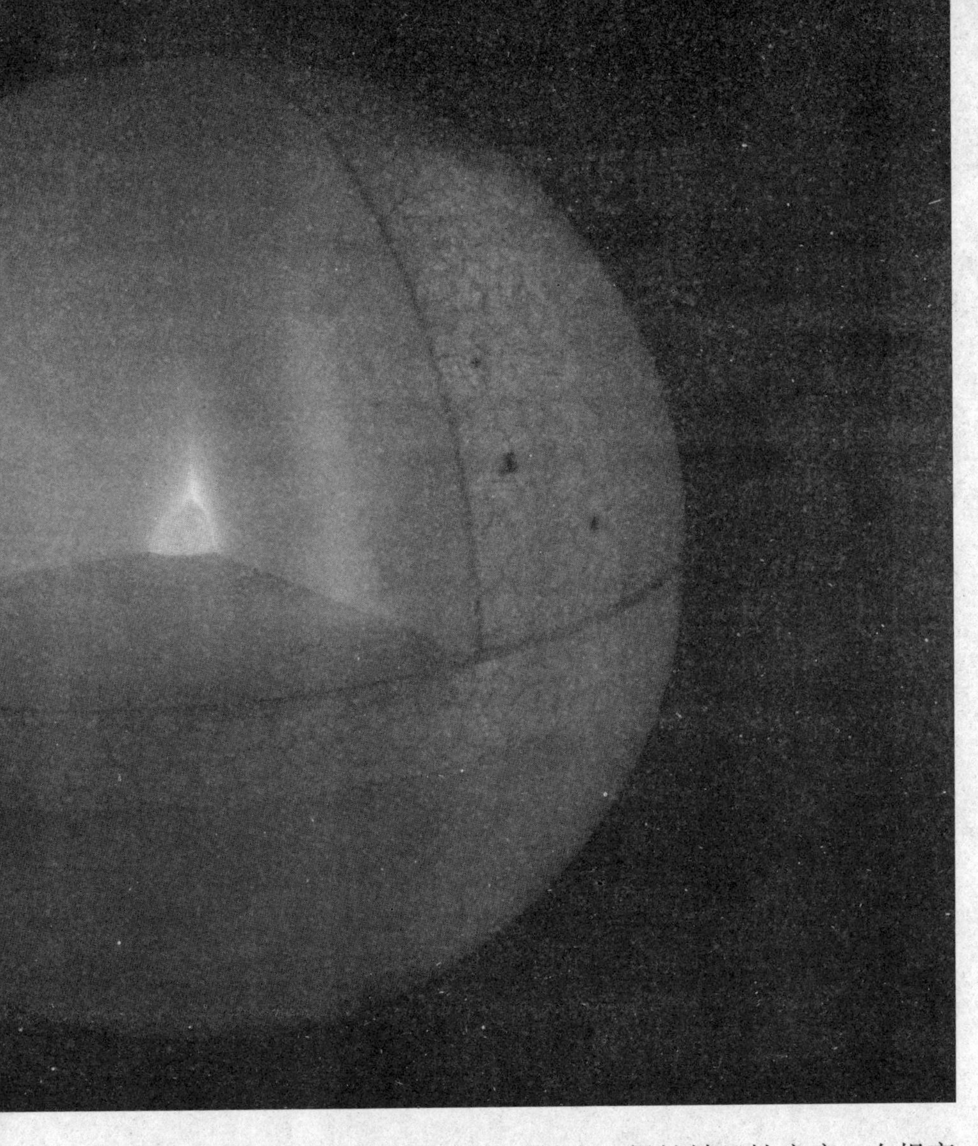

外，太阳医生还能帮助治愈各类过敏症、慢性神经性疾病。在提高皮肤抗病能力、抑制组织增生、加速溃疡伤口愈合等方面，也有协助药物加速康复的明显辅助疗效。太阳光线照射人体，还有促进血液循环、增加对氧呼吸量的吸收等神奇本领。因此，从古至今，养生学家及医学保健专家，都提倡利用日光浴强身健体。

应该提醒的是，进行日光浴就好像吃药一样，一定要适度，即适时与适量，才能达到预期效果。否则，就会产生副作用，变利成害。

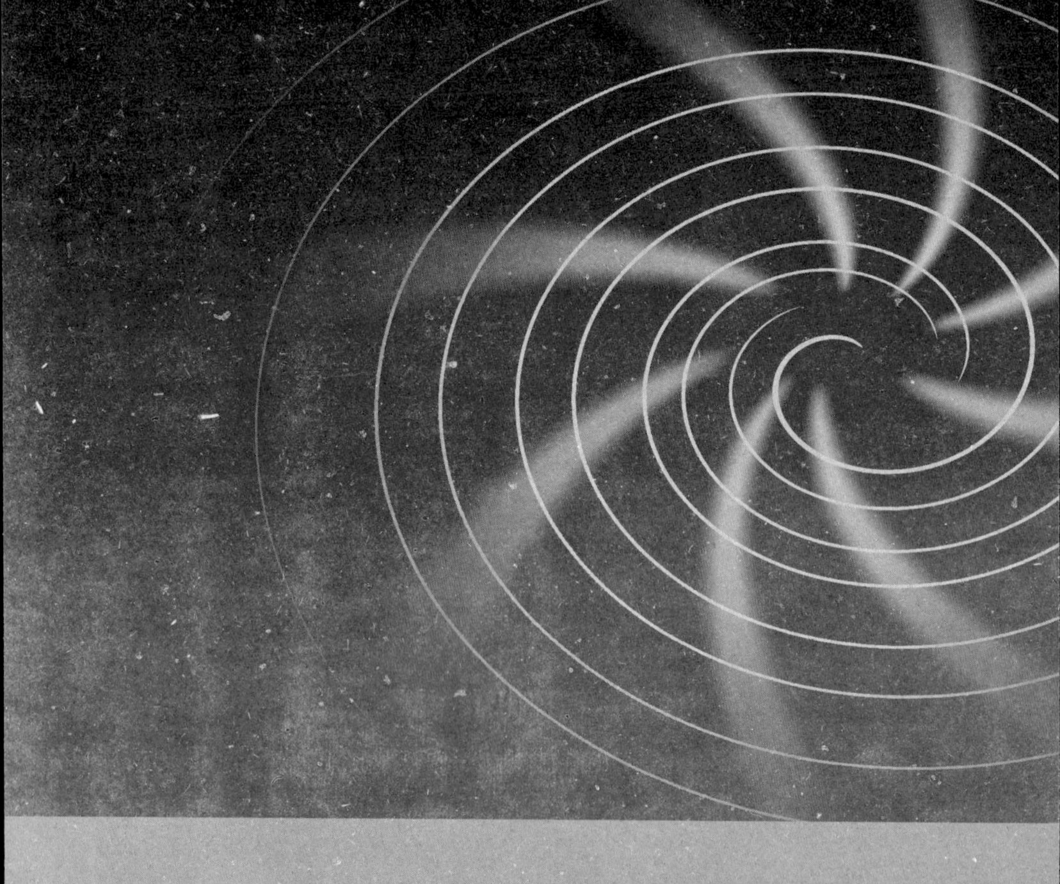

太阳“发怒”使人类遭殃

太阳是一个巨大燃烧的火球，氢约占太阳质量的3/4，在极高的温度及压力下，常转变成氦，并释放出核聚变等巨大能量。在太阳活动发生剧烈的突然变化时，太阳大气抛出的带电粒子流引起磁干扰，从而使人的机体

平衡失调，影响人的神经系统变化，对恢复能力差的老弱病残患者刺激更大，使一些人的血液中淋巴细胞发生不稳定变化，削弱免疫力及防御系统，引起凝血系统变化，促使血栓形成，诱发心绞痛、脑血栓、心肌梗死等疾病，也使血管痉挛加剧、猝死现象增多，使高血压及青光眼加重，使胃分泌受到抑制、对信号反应迟钝，使精神病人病情加重、早产与流产频率增多。

由于臭氧层遭到破坏，紫外线增多，加之太阳剧烈变化，使皮肤细胞产生黑色素瘤，诱发癌变增多，上述情况发生在太阳活动剧烈的高峰期，也是皮肤癌发病的高峰期，两者吻合不是偶然的。

总之，太阳“发怒”会给人类造成种种悲剧，多是发生在太阳黑子、耀斑及日珥变化剧烈的高峰期，而且远远高于其活动平静期。

披着金色外衣的“杀手”

在骄阳似火的盛夏，人们会发现皮肤会随着曝光量的增加而逐渐变黑。原来，皮肤基底层的“卫士”——黑色素在奋不顾身地保卫着皮肤，吸收了太阳光中的紫外线，使黑色素越来越多，皮肤也就愈来愈黑。不然，紫外线就会引起人体损伤。

紫外线虽然看不见，却有极强的化学效应，能使很多化学物质、微生物、细胞破坏、分解或变性。科学家进一步将紫外线按波长分为近（紫外线 A）、中（紫外线 B）、远（紫外线 C）三种紫外线，并研制出多种人工灯具，使其发出特定波长的紫外线，用于生产和生活。紫外线对人体危害的大小决定于紫外线的质量和人体的适应力。近紫外线的伤害较小，可使皮肤轻度变黑；中紫外线极易使皮肤和眼睛被灼伤；远紫外线的危害更大、杀伤力更强，幸亏有很厚的大气层、云层和臭氧层的屏蔽，使其很少到达地面。但在空气稀薄的高原或南北极“黑洞”晴空下，其伤害作用仍不能忽视，尤其是缺少黑色素保护的白种人，皮肤癌发病率明显增高。

紫外线有助于体内维生素 D 的转化合成，有助于钙的吸收和骨骼的强健，于是，有些青少年朋友就不节制地进行日光浴或海滨灼晒，其实大可不必。因为夏天一般人的户外接触日光和正常饮食中已有足够的维生素 D 和钙的提供。只有井下的矿工需要适当地应用紫外线补充照射。

紫外线对眼睛的伤害必须引起青少年的注意。紫外线不仅能伤害眼睛表层的角膜和结膜，也能使眼内的晶体混浊，容易导致白内障，并使视网膜变性，视力下降。要保护眼睛就要及时躲避强烈紫外线对眼睛的损伤。尤其是青少年好奇地观察日食、电焊操作时，必须用防护镜片。晴朗的夏天在户外、高原以及冬天的雪地里，都应该戴墨镜。然而，选择墨镜也有讲究，水晶眼镜没有阻挡紫外线的作用。

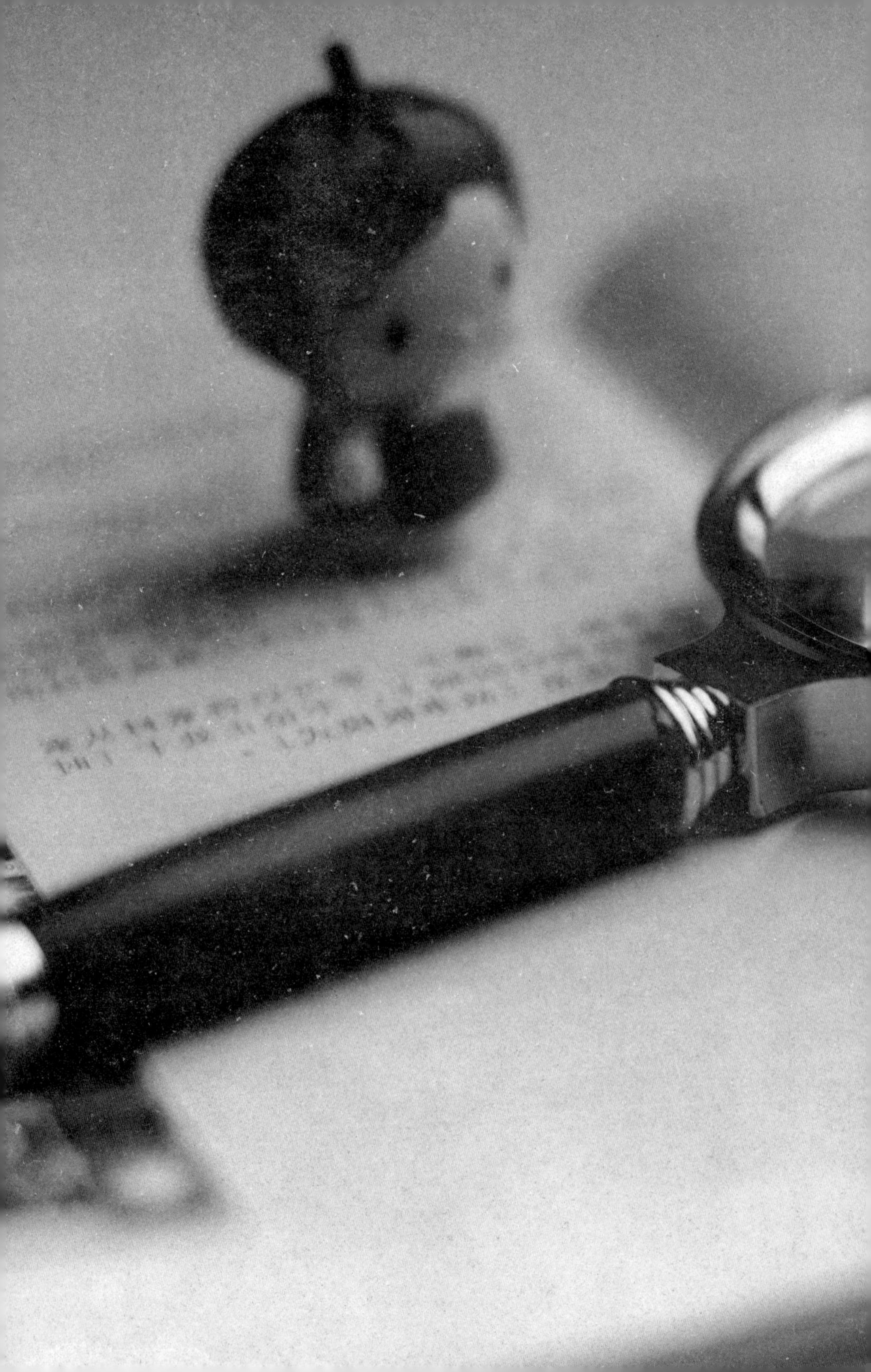

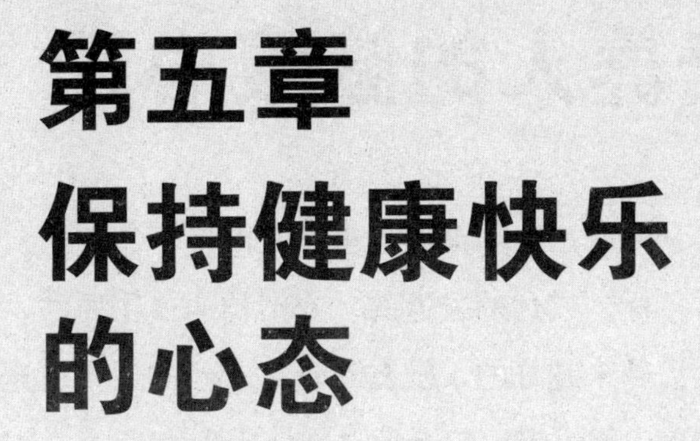

第五章 保持健康快乐的心态

随着医学模式的转变，心理状态研究已成为医学中的重要组成部分。尤其是青少年时期，不仅是长身体的好时机，也是心理成长的关键时期。自从人生进入第二断乳期（心理断乳期），走进了十五六岁的花季，人们都在憧憬着美好的未来，都想让自己的人生过得更充实、更快乐、更有成就。积极乐观的心态对于每一个人来说都是非常重要的。建造人生的健康心理是一生成长的大事。

培养人的健康心理

人，尤其是青少年，无论谈不谈理想，至少都应有自己的生活目标，或远的或近的，或精神的或物质的。人没有不想让自己的生活越来越好的，没有不想让自己的人生更充实、更快乐的。尤其是青少年憧憬中的未来，总是那么美好。

随着现代生活节奏的加快,人们在心理上承受的压力越来越大。不少人难以适应，患上了心理疾病，阻碍了前进的步伐。据中国心理学会调查表明，大部分成功人士都属于心理健康者。这说明，人生的路既要根据自身条件设计好，又要有一个健康心理做支柱，否则就会在“过累”中度过艰难的一生。

心理健康的标准可归纳为以下四点：

认识自己，相信自己。“人贵有自知之明。”人生最难的往往就是对自己的认识，这也是许多人不能成功的根本障碍。主要表现为两类人：一类是过分自卑自怜者，这类人看不到自己的优势和长处，总在自我否定的怪圈中转，结果是情绪焦虑，行为退缩；还有一类人是自命不凡，夸大了自己的长处，不能正视缺点，甚至自欺欺人。心理健康者既能看到自己的不足，也能看到自己的长处，做到自信、自爱、自知。只有恰当地为自己定位，才能把握住人生的方向，打下成功的基础。

接受现实，适应环境。俗话说：“不如意事，十常八九。”在现实环境中，挫折、困难、不顺是常事。心理不太健康的人，常怨天尤人，叹时运不济，面对不利环境，不去努力改变，也不去适应，而是逃避，结果是越陷越深。而信念坚定，拥有顽强承受力的健康

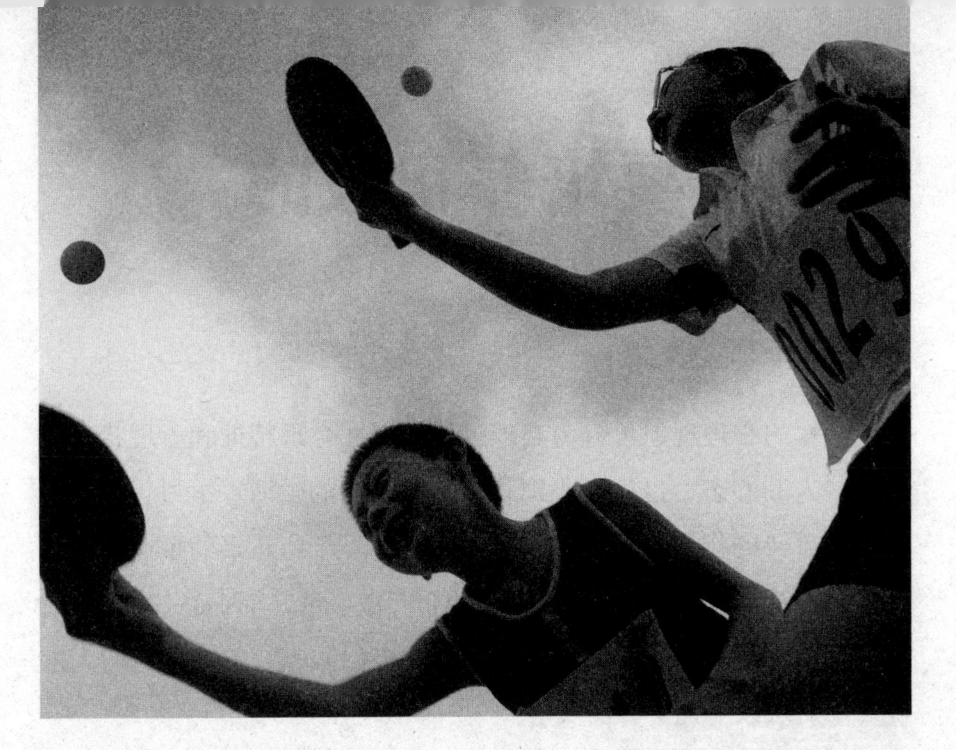

心理的人，能做到正视现实，适应环境，最终走向成功人生。

人格完整，人际和谐。古人说，“得道多助，失道寡助”，让人讨厌的人，在人格上表现为情绪变化无常，行为荒诞不经，感情浮游不定，个性多疑嫉妒。欢乐无人同享，挫折无人抚慰，才能无人赏识，成绩无人肯定，他还会有希望和信念吗？他的前途还会光明吗？然而，有的人在人群中时时处处与人为善，助人为乐，人格完整，肯定会受到人们的喜欢和爱戴，因此事业上也会得到更多人的支持，容易走向成功。

需要适度，目标实际。有的人手中掌管些权力，为了满足虚荣，中饱私囊，贪污腐化，胡乱指挥，盲目投资，终遭惨败。这是个人需要超出实际限制，目标超过客观限度。但是，心理健康者明确自己生活目的和需要，对自己能力有充分的估计，会给自己一个准确的定位。

培养心理健康、塑造成功人生是青少年努力奋斗的方向。

青少年要培养积极的心态

人的心理现象可分为心理过程、个性心理特征和心理状态三大类。人的心态，也就是心理状态，对人们的生活、学习、工作起着非常重要的作用。如果以积极的心态投身于所从事的事业，那将是成功的基础和保证。假如以消极的心态做事情，有可能一事无成。

怎样才能从青少年时期开始培养积极的心态、追求卓越的人生呢？不妨从以下九个方面入手：

热情。要想做好一件事情，比如学好功课，必须投入足够热情。首先要喜欢各学科知识，再赋予学习的热情，从而才能学进去，取得成效。对于工作也需要热情，做起来自然有愉快感和成就感。

自信。信心是一切行动的源泉，在心灵深处树起坚定不移的信念：我行！我一定能行！同时对自己要有一个准确的评估，敢于正视自己的不足，扬长避短，从而驱使自己不断成长。

包容心。要知道，海纳百川，有容乃大。只有宽厚待人处事，多一些包容，多一些理解，才能使心境宽广，胸怀坦荡。

洞察力。在学习和工作中，既要高瞻远瞩，又要立足脚下。在挫折和困难面前，要看到光明，提高勇气，找出策略上的差距，吸取教训。多方位、多角度地观察事物是培养积极心态的主旨。

善于发问。有了问题才能找到正确答案，才能得到好的结果。如能在问题尚未显露出真相的时候，发现并及时解决它，那么成功的机会更多，成就会更大。

行动。人生建功立业的成功秘诀就是积极行动，行动也是培养积极心态的“练兵场”。

希望。应该永远让自己充满希望，这是让自己保持积极、乐观、向上心态的根源。希望是动力的源泉，是活力和勇气的基础，只有先看到希望，才能实现大目标。

反省。要经常回头观望一下走过的路和做过的事，找出走偏的脚印，看看有哪些不足。经常请教别人，征求批评意见，化阻力为动力，才能不断取得新的成绩。

多与积极向上的人交往。无论是学习，还是工作，都应多与那些干劲十足、心胸开朗、积极进取的人交往，这样不仅能多得到技能知识上的帮助，也能受到精神意志上的鼓舞。

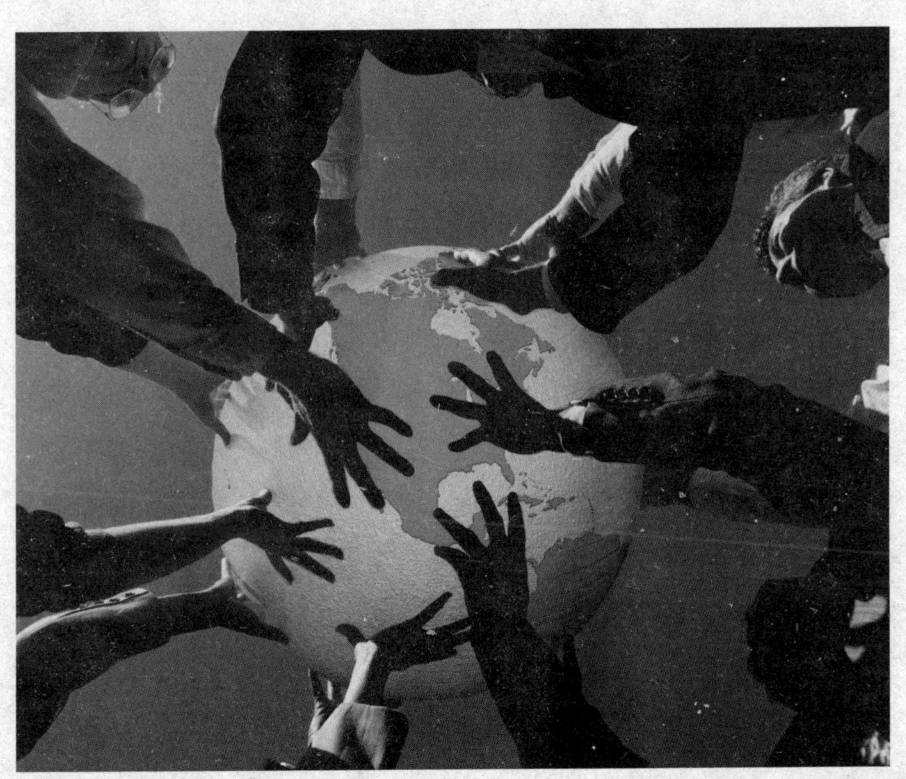

适应社会天地宽

对于青少年来说，家庭和学校只是自己成长的摇篮。随着年龄的增长，必然要考虑到将来如何适应社会的问题。例如，升学和就业是每个青少年都在想也是必须经历的关口，也无法回避。

由于改革开放的逐步深入和市场经济蓬勃发展的需要，如今青少年的升学就业已经形成了一种多元化趋势，那种“一校定终身”“一职定终身”的时代一去不复返了。多元化的升学就业模式就是根据自己的机遇和可行性来灵活地安排未来的道路。在当今社会转型的时期，青少年应力求使自己成为可塑性强、适应性强，具有多学科新知识和技能，能从事多种行业、不同种类工作的通用型人才。所以，青少年不要急于为自己的未来定位，要为自己铺垫新知识和新技能的基础。

有些学生带着许多矛盾心理咨询升学就业问题，并且有的急于“自我定位”，似乎还要借助某个专业来端起“铁饭碗”，这种择业观念亟待转变，否则会带来一定的心理困惑。那么如何面向未来呢？

先明确自己的奋斗目标，并积极以行动去

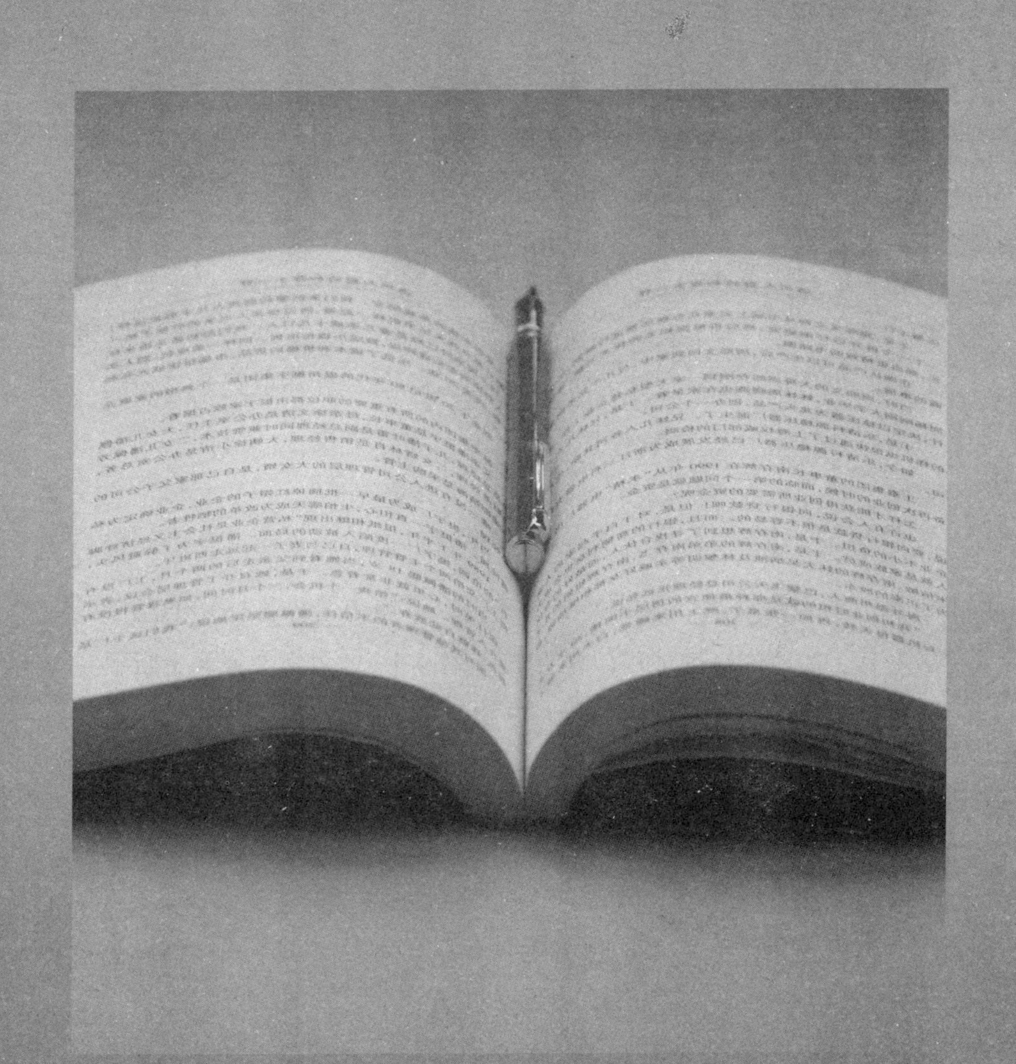

实现。这个目标一定要适合自己的条件，既不能过高，也不可过低。过高难以实现，失败了不仅贻误年华，更会产生心理倾斜或失落感。

以社会发展和需要为动力，长远打算，从长计议。中考或高考落榜，或者考上的大学专业不满意，别灰心丧气。人生的成才之路全靠自己去开拓。

走出校门仍要不断学习，不断更新知识，树立“活到老，学到老”的“终生教育”观念。

青少年需要快乐

什么叫快乐？《现代汉语词典》里说，快乐就是“感到幸福或满意”。人们会想，现在的孩子生活在福堆里，一定非常满意。可是，某教育机构曾经做过这样的调查问卷：你是快乐的还是痛苦的？在被调查的500名小学生中，有3个人选择了快乐。调查结果令人震惊。对此，人们能说些什么呢？怎么解释呢？

健康是快乐。拥有生命，才会欣赏世界五彩缤纷的美丽；拥有健康，才会让生活、学习、工作更美好。健康是人生一切的基础，学生有了健康的体魄才可以坐在教室里读书，才可以在操场上玩耍，才可以唱歌、跳舞，才可以做自己想做的一切有益的事情。

成长是快乐。人生随着年龄、身高的增长，知识、阅历和生活空间不断扩展，兴趣和爱好不断增加，人生乐趣也就更丰富，这就为成长带来了快乐。

进步是快乐。从少年刚入学府，到青年能写出美文；从孩子的蹒跚学步，到生龙活虎的运动健将；从分不清泾渭美丑的小孩，到通达事理、明辨是非的大人。青少年的每一个进步，每一个成就都给他带来特殊的快乐，不仅自己快乐，连亲朋好友也跟着快乐。

成功是快乐。成功，对于每个人来说都不能轻轻松松地获得。古语说：“宝剑锋从磨砺出，梅花香自苦寒来。”追求成功的道路上有汗水、有泪水。多读一些书，多学一门技术，就能多尽一份责任，多出一份成果，岂不快乐？如果没有春天的播种，夏锄的汗水，哪有秋天丰收的喜悦呢？

那么，什么是快乐呢？快乐就是一种感觉，需要有宽阔的胸怀和坦荡的心境。感觉不到快乐是因为脑子里总是想着如何索取，却想不到助人和奉献。那么，心里就容不下快乐。无论是青少年还是成年人，要想快乐，必须换一种心态，换一种多为别人着想的心态，学会爱的回报。

21 世纪，人生仅有健康还不够，还要有快乐。这是人生心理的最高境界。快乐的氛围是靠自己营造的。青少年要助人为乐、知足常乐、自得其乐，寻求快乐人生。

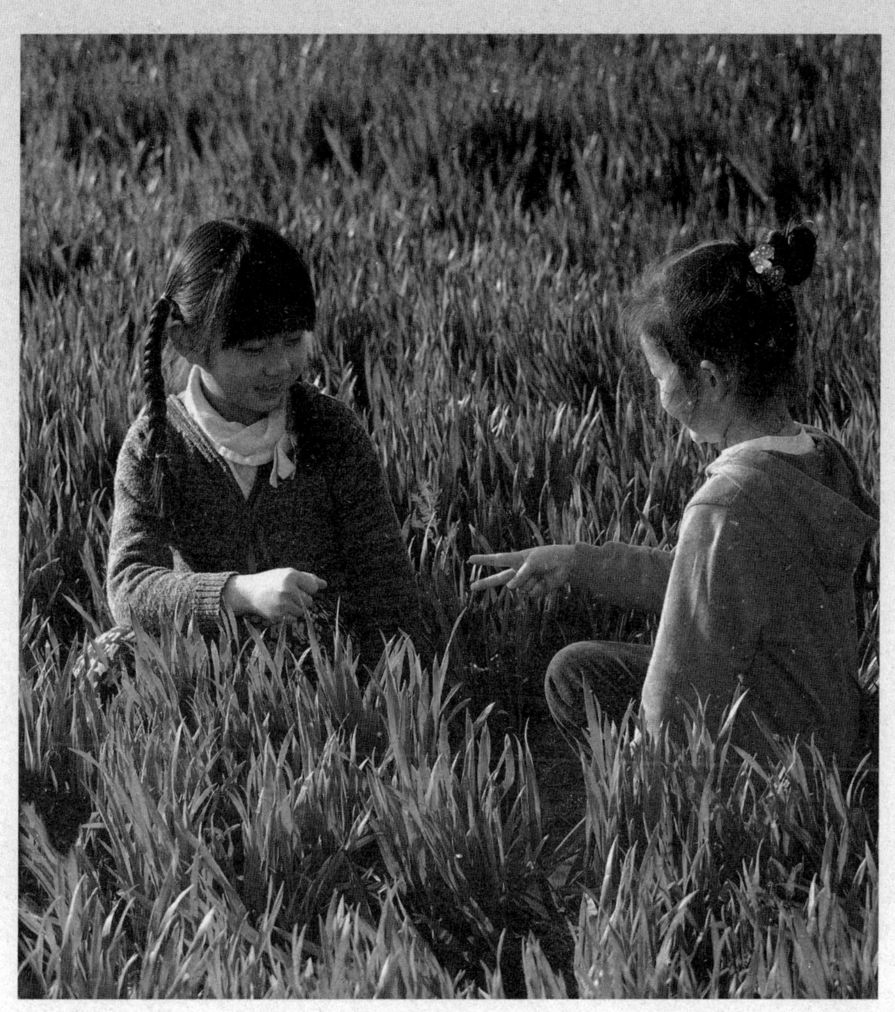

善良是一种能力

善良就是慈善的心态，自己的心地纯洁，对别人没有恶意。善良心理需要从小培养。明末清初思想家王夫之说过："养其习于童蒙，则作圣之基立于此。人不幸而失教，陷囿于恶习，……欲挽回于成人之后，非洗髓伐骨必不能胜。"意思是从小养成好品质，长大才能有新作为；从小养成不好的习惯，到大了再改，就很难了。人的道德意识、道德情感、道德情操、道德行为是从小开始养成的。

善良属于道德情感的组成部分，就是对道德准则及行为的内心体验。幼儿时经常把自己的玩具让给别人玩，并且受到表扬，就增进了一分善良的情感；若与小朋友争抢玩具，打起架来，没受到批评，就增加了一分恶意。中学时，老师通知有一补考，当即表示出愁苦忧伤。当知道班上不少人补考，有的同学还补二三科，立即就愉快多了。为什么心情会好转呢？从心理上说就是，在自己因为倒霉痛苦时，如果碰上一个比自己更倒霉的人，自己的痛苦就会减轻些。这种把自己的痛苦建立在别人的痛苦之上能是善良吗？显然不是。其实，善良不仅仅看他的言行，真正的善良存在于一念之间。心理学的主要任务，就是让青少年用敏捷的思维分析判断，认清好、恶、爱、憎。用道德情感中的真善美去同情别人，建设文明精神。培养关心别人的道德情操，要有一个习惯过程，需要道德意识、道德情感、道德行为的互相启发和结合。

第一，尽早让青少年尝到关心别人和受人关心的愉快，并且要自觉地强化这种行为。用小事熏陶，用形象生动的故事启迪，如"孔融让梨""雷锋的故事"等，并日积月累照样做，就会收到成效。

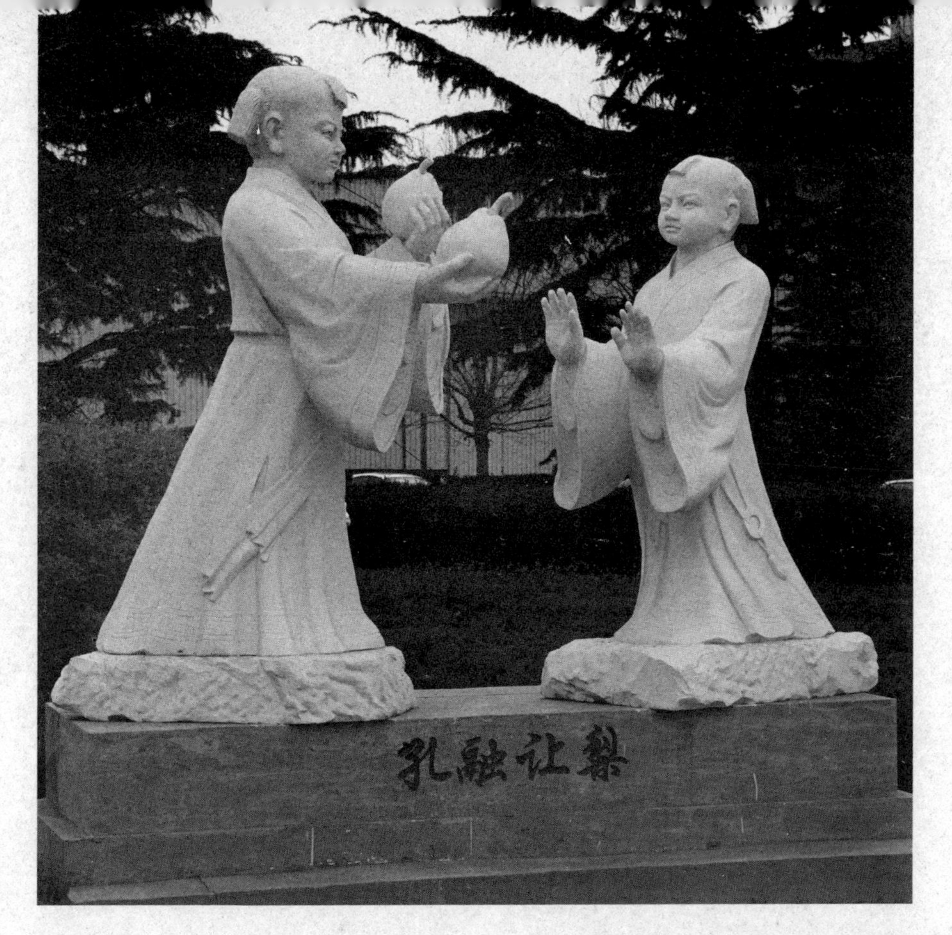

第二，保持道德行为评价的正确性和连贯性，从理智上强化行为。道德行为是指符合道德准则的行为。俗话说，“扬善惩恶”，肯定好事，表扬善心，支持正确的行为，反对恶劣的行为。同时，当他们得到关心时，要求他们要表示感谢。这样使他们懂得关心，树立良好的品德。

第三，启发青少年关心别人，扩大深化范围。孩子在家庭要有爱的回报，也要在学校关心老师同学，甚至关心社会上的苦难者。养成“别人的事，也是自己的事”的概念。主动多做公益事业，舍得为别人付出劳动。

善良不是愿望，而是一种能力，一种洞察人性中善与恶的能力。做人最重要的是学会善良的能力。

信心是半个生命

人的一生中难免有七灾八病。有些人在疾病面前消极悲观，忧心忡忡，有一种日薄西山、走进黄昏之感，这种心境对于健康是十分不利的。古人云："畏老老相迫，忧病病弥缚，不畏复不忧，是除老病药。"

青少年时代就应该珍重健康，要有健康意识。面对疾病，人需要有坚强的信心。在健康长寿的因素中，信心也是最重要的一条。

古往今来，许多健康长寿者均有过精辟的论述。像战国时期的荀况认为"我命在我，不在天"，由于他对健康充满信心，才获得了长寿；再如，生理学家蔡翘93岁仍很健康，他在60岁时患过冠心病，但是他树立了坚定的信心，他说："对待疾病决不能悲观失望，否则不但会影响疾病治愈，甚至会加重病情的发展。"英国哲学家伯特德说，"人不畏老寿命长"，说明信心对生命很是重要。

信心就是力量，就是战胜一切的能动力。只要有信心，青少年就会树立理想，看到远大的目标，不会因为困难、打击等而备受挫折。只要有信心，就不会因体弱多病而失去生活的勇气。

许多残疾人靠强烈的求生欲望和信心获得长寿，这种本能在生命科学上称作"信寿"。信心是人的精神支柱，是健康的灵丹妙药。非常坚定而又持之以恒的信心可以提高人抵御疾病的能力，这是由于坚定的信心可使人在精神上经常处于比较平静的状态，使内分泌和免疫系统能维持正常的功能，因此减少疾病的发生。

从心理学角度讲，信心属于一种积极的情感。它是意志顽强和精神愉快的反映，是良好心境的表现，而良好心境有益于人体各种激素的正常分泌，有利于调节人体生理功能，增强人与疾病作斗争的勇气。

有位诗人说得好，“信心是半个生命”。面对疾病或困难，人需要有足够的信心。

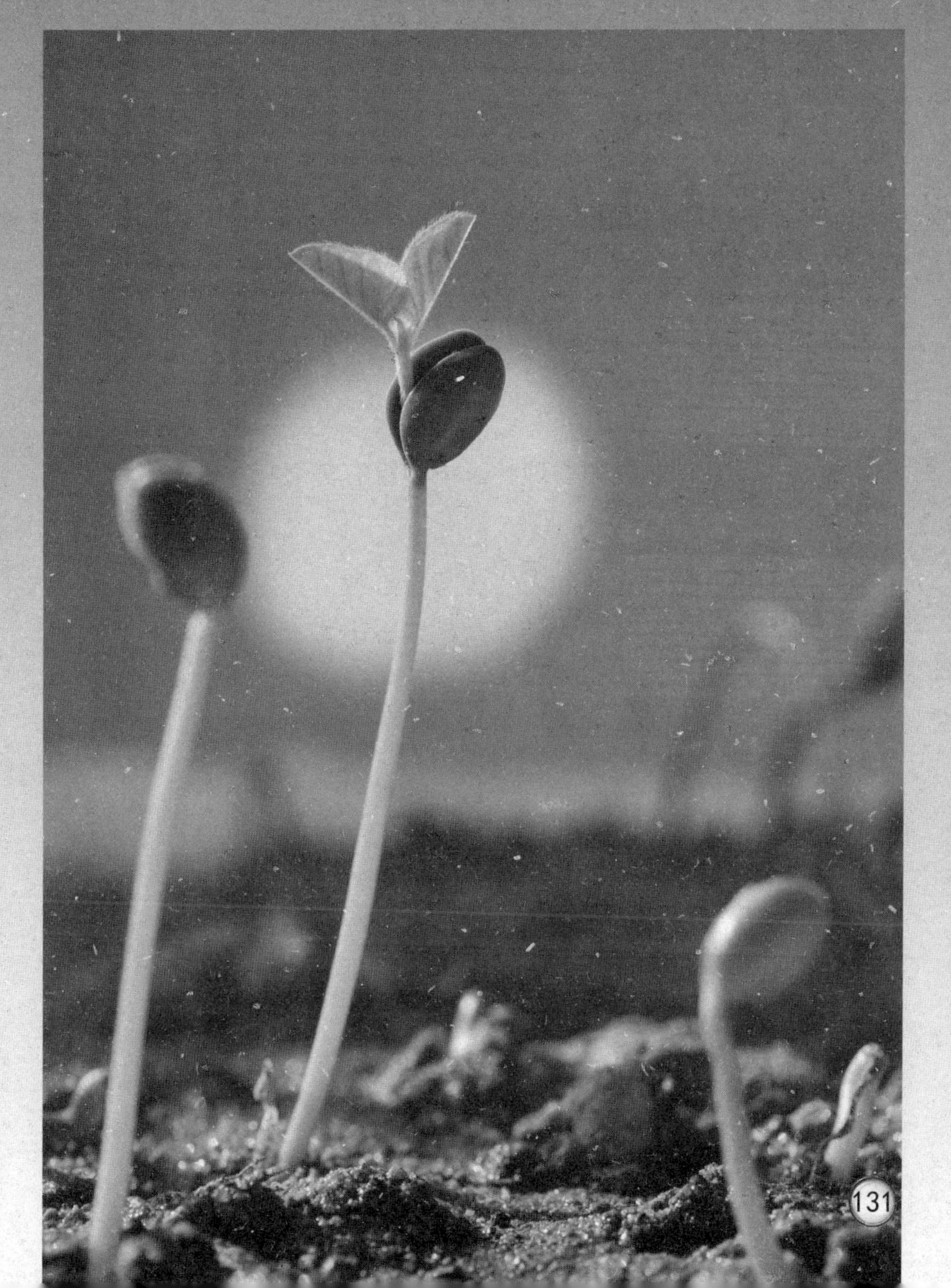

鼓起勇气才能迎接成功

心理学家认为，一个人成功的行为操作包含自我启发的认识，而自我启发包含着自身的干劲，即主动迎接世界的勇气。所以，缺乏生活的勇气是严重的心理问题。每当遇到“勇气之敌”，人的精神就容易陷入压抑状态之中。“勇气之敌”就是容易失去敢作敢为毫不畏惧的气魄，容易产生灰心丧气的精神。没有勇气就不会有干劲，也不会积极努力，就不会有成功。就像春天没有播种，秋天没有收获一样。

那么，人在什么样的心理状态下会没有勇气呢？大概有以下三种情况：

疲惫不堪。精力充沛的人要注意身心疲劳。因为平时繁忙和紧张时还难以察觉到疲劳，疲劳在不知不觉中积存起来，待稍微松弛下来，疲劳就会以痛觉或病症表现出来。这时，再想做些大事情就失去勇气了。

身心不调。这是指人在工作中身体感受不适、精神萎靡的现象。人的生理状态表现出积极和消极的周期。用生物钟或生命节律来解释，就是人体的体力、智力、情绪等都有高潮期和低潮期。这是主观上难以避免的过程。消极时低潮期情绪出现悲观反应，此时身心不调，做事就缺乏勇气。

忧虑多思。有些人总把自己陷入多思与烦恼之中，对事物总是顾虑重重，前怕狼后怕虎的，有时还作出一些自欺欺人的事情，这种人抗争的勇气就很低。

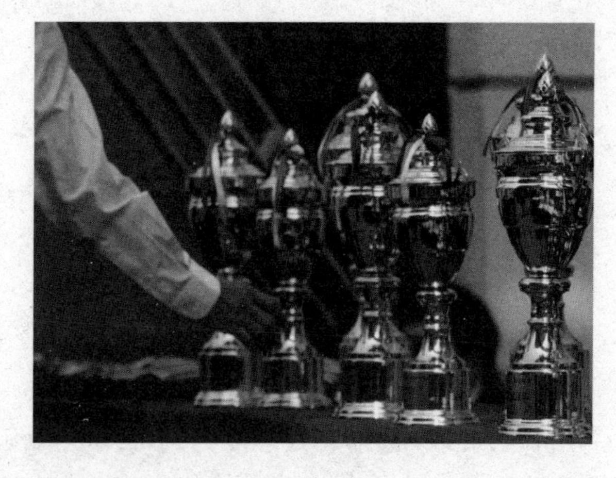

“打铁必须自身硬”，缺乏勇气就很难做成大事。心理学家告诫人们，必须采取对自身有效的应付手段，鼓起勇气去迎接成功。那么，怎样才能恢复自身的勇气和干劲呢?

树立信心。首先对自己有一个清醒的认识——知己，其次对客观事物有一个清楚的了解——知彼。认为自己有能力、有条件成功，要坚定信心，这就从精神心理上树起了一面旗帜。有了自信心，勇气自然就来了。

不要积累疲劳。学习、工作要劳逸结合。让自身情绪始终保持轻松愉快的良好状态。当脑力疲劳时，增加些户外活动和体育锻炼。保障睡眠是消除疲劳的重要方法。注意营养也是必不可少的，如果没有充足的营养供给人体代谢，器官功能受就会到影响，也会加重疲劳。

镇定处事，排除干扰。欲排遣身心不调，把周边零乱环境整理得洁静有序些。选择一两件简单的事集中精力去做，克服烦恼不安的情绪，一旦赢得成功，就会增强战胜困难的勇气。

学会自我升华。多思多虑的人要少去想困难的事，向更高层次追求。例如，如果一位美术工作者缺乏勇气，就可以多欣赏艺术作品，从艺术的角度多看、多想、多实践，水平很快就会提高，勇气随之会被激励起来。

培养青少年的独立意识

十五六岁时人类的独立意识逐渐开始形成，故而被称为“人生第二断乳期”。就是说从这个时期开始，人类对事物有了自己的分析、判断、选择、处理能力，可以不依赖父母的帮助，能独立处理事物了。

然而，有些家长对青少年百般呵护，做什么也不放心，使之失去了独立意识培养的机会。而一些青少年，因为凡事都依赖大人，不肯动脑去研究认识和处理事物的原则和方法，所以永远也“长不大”。那么，该用什么样的方法培养和锻炼青少年的独立意识呢？

让自己做出选择。有意培养青少年的独立意识，有助于增强青少年的自信心。如果家长从小对孩子少一些溺爱，凡事让孩子自己去做，就会使孩子树起自立的形象。家长要鼓励孩子“想做什么尽管去做，只要是有益的事情，你就大胆地做”。这样孩子就会有自

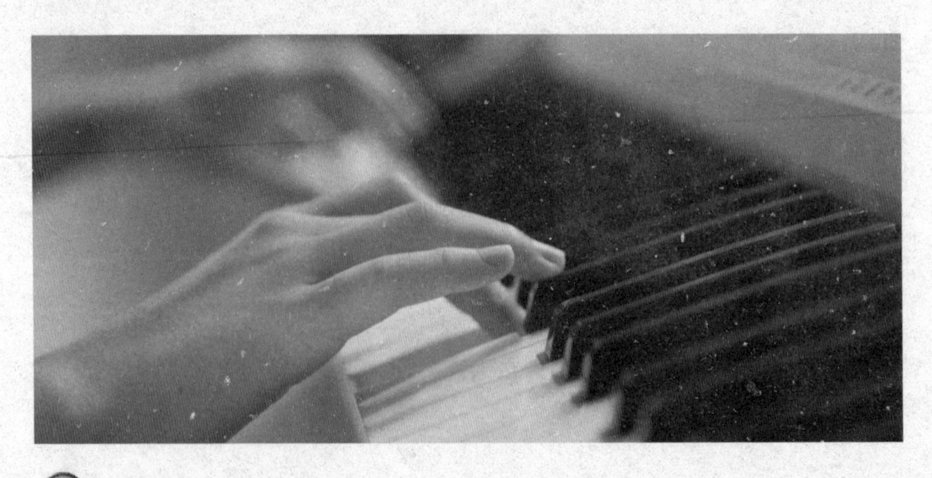

我认识，认为不管做什么，只要是好事，家长就会支持。青少年要高兴地去在实践中做成功与失败的尝试，自己去体会成功的喜悦和失败的苦恼。当然，这种实践应是合理、合法、安全的。从孩子自己的选择、处理中培养孩子的独立意识。

需要精神上的鼓励和正确引导。由于父母是青少年人生中第一任老师，其言行对他们的成长影响十分重要，因此教育孩子要在尊重的前提下，注意引导，多一些鼓励，这样才能使他们身心愉快，受到鼓舞，增长进取精神。当然，家长在教育方法上要运用说服教育，以理服人，多帮助孩子分析，做启发式判断，找出处理问题的方法和措施。这样，青少年在备受鼓舞的氛围中，会信心百倍地独立处理好事情，取得成功的概率也就大大提高了。

迎合兴趣爱好，支持独立成长。大部分青少年都有自己的兴趣爱好，当然，父母对自己的孩子是比较了解的。孩子小时候喜爱唱歌、跳舞、绘画等，都是一种兴趣，有时家长不让做还会发牢骚。那么家长只要给他机会，创造条件，孩子就会展示出才华来。孩子在发挥兴趣特长中，独立意识也在不断成长。例如，在学绘画的写生中，孩子对物体的观察、光线的理解、视物的取舍，都有一个独立判断的过程，作品的成功与否，就看判断的艺术水平如何。可见，家长从兴趣和爱好出发去培养孩子的独立意识是切实可行的，并且也是引导的方向。

费尔德曼说过："如果想让你的孩子具有独立意识，那就教他怎样去工作、竞争和获取。目的是帮助孩子树立勤奋的思想，限制被动性活动，促进主动性活动。"在当今社会，竞争意识越来越激烈，要求人们的素质越来越高，要求人的独立意识也越来越强烈。为了明天的美好，努力塑造独立意识吧！

懂得珍视信任

如今的大部分青少年都喜欢交朋友，认为“朋友”是个人生活空间的延伸。但是，不少青少年在交友对象的选择上反复无常，究其原因，关键是信任危机。

人与人相处，信任是最重要的。只有信任，才能交心，才有合作，才会发展，才能进步。

“信任”分为两个层面：就是信任和被信任。一旦信任与被信任形成共鸣，倾心相撞，就将释放出不可估量的能量，相互推进，共同攀升。

信任是用宽广而真诚的胸怀浇铸的，具有惊人的力量。三国时期，诸葛亮隐居南阳，躬耕陇亩，乐于布衣淡泊生活。当招贤纳士的刘备三顾茅庐时，诸葛亮终被刘备的谦恭和信任所感动，为他鞠躬尽瘁，死而后已，成为千古佳话。

同学之间有了信任，友情就会加深；朋友之间有了信任，友谊就会长存；政治家之间有了信任，就会团结巩固政权；企业家赢得了顾客的信任，就会带来巨大的经济效益。在社会上，信任是广交朋友的基础；在商场上，信任则是经营胜利之本。

信任从心理角度讲，是一种精神需要，得到信任就会有一种满足感。说一个人讲信义、守信誉，就是对他人格的看重，价值的肯定。古人有“与朋友交，言而有信”“大丈夫一言既出，驷马难追”“言必信，行必果”等名言。可见，“信”字是人际关系中最值得珍惜的东西。人的最高层次的需要，不是山珍海味和绫罗绸缎，不是豪华别墅和香车宝马，而应是自身价值的充分体现。

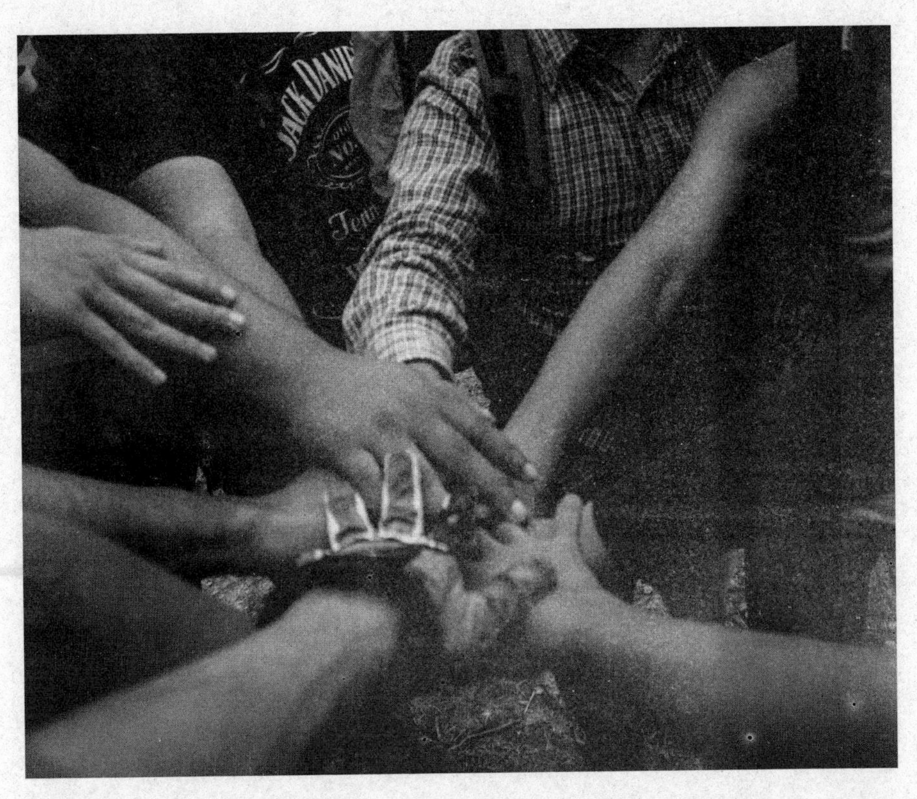

历史上有多少人因缺乏信任而猜疑忌恨，变成孤家寡人，铸成大错的教训呢！楚汉相争时“力拔山兮气盖世”的项羽，因气量过小，疑心太重，最后落得个四面楚歌，自刎而死。与此相反，刘邦豁达大度，心胸宽阔，表现出非凡的气度，以仁德取信，终成大器。刘邦的用人原则就是信任，“用人不疑，疑人不用”。

当然，任何信任都不是盲目的，应该随着人们的行为、情感而产生，既要有伯乐的慧眼，也要有管仲的真诚。特别是在当今，信任情感的释放必须以冷静观察、反复实践、真诚了解做基础。

值得别人信任、信任别人是人生的一种境界。值得别人信任要靠一种人格的力量，善于信任别人则是人生的课题。任何真正的信任都是值得被珍视的。

关注青少年的公平观

人总是在渴望公平、渴望平等，这种要求是与生俱来的。青少年也同样，渴望着家庭、学校、社会到处都洋溢着平等相待的氛围。

如今，孩子能向大人提出一系列“不公平”的现象。“为什么你们说的我们必须得服从，而我们说的你们不理睬？这不公平！”“为什么只准你们打骂管我们，而我们不准管管你们？这不公平！”“为什么你们没上大学，而非要我们考名牌大学？这不公平！”“为什么老师可以偏向几个好学生，而我们不可以提点儿意见？这不公平！”一声声“不公平”似乎道出了活生生的现实。

其实，世界上根本就没有绝对的公平。譬如，自然界中，羊是吃草的，狼却是吃羊的，猫是吃老鼠的，如果没有了猫，老鼠泛滥成灾，会传染许多疾病，人类不仅要被染病，还要丢失许多粮食。大自然从来就不公平，地震、风暴、干旱、海啸每年都在干扰人类的生活。从社会上看，公平不是绝对的，应该理智而坚定地告诉青少年。否则，他们追求公平的理想不能实现或得不到满足时，会出现消极、愤怒、沉沦、忧虑、嫉妒、自卑的情况。应该帮助青少年营造健康的心理环境，建立正确的公平观。例如，把他们认为所有不公平的事物罗列起来，教会他们正确地看待自身与他人的差别，既不要自轻自贱，把任何人看得比自己优秀，也不可盲目自信，无谓地贬低他人。不因别人的权力、财富、地位而愤愤不平，不因对别

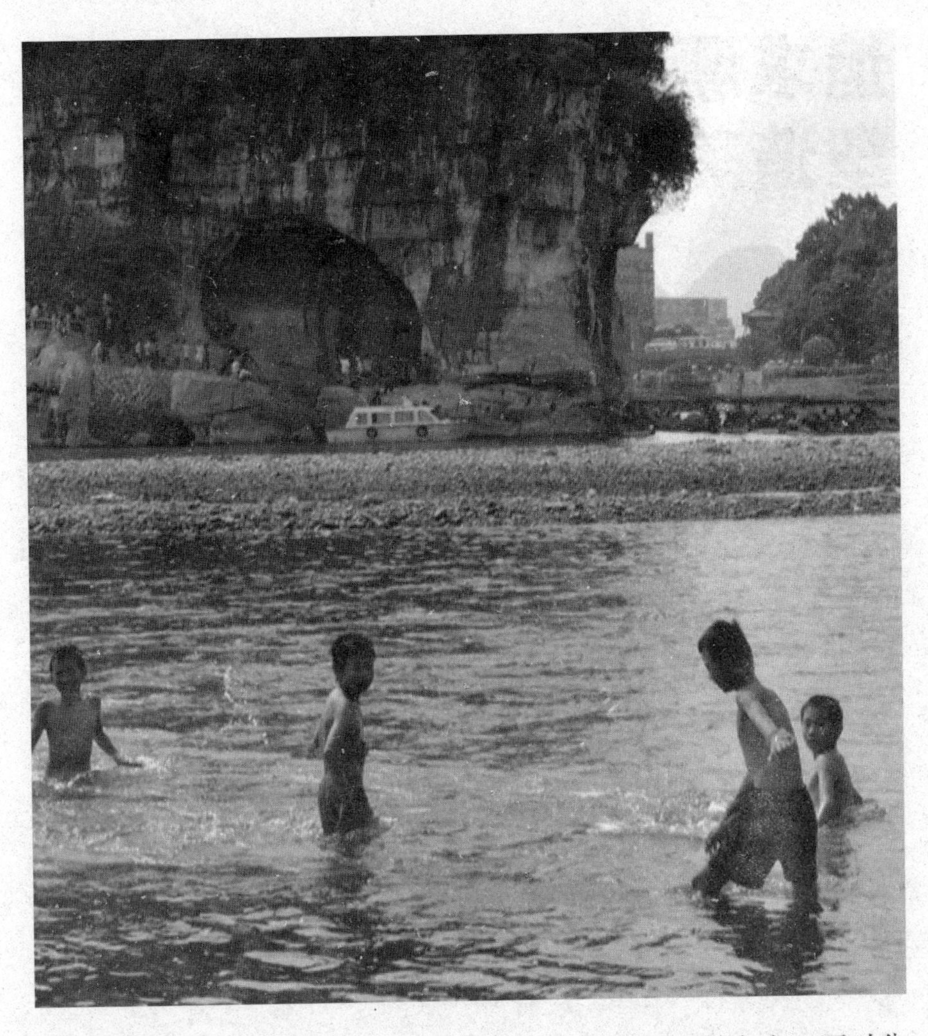

人充满爱心而别人对自己冷漠而郁郁寡欢。坦然面对人生，面对公平，不如别人的地方要努力赶上，超过别人的地方要保持成绩，要博得自己内心的充实。至于别人的短长，不去幸灾乐祸，不去斤斤计较，不去评头论足，认准自己的目标，健康快乐地成长。

然而，公平、平等、民主毕竟是文明社会的一面旗帜和一种法则，是存在于人们心底的一种本能的意识和追求。青少年追求公平观是社会民主意识、公平意识发展的结果。

追求漂亮还是塑造美丽

大部分人进入青春期后便开始有对美的追求，每天站到镜子面前的时间多了，衣着打扮上下的功夫也多了，走在路上对于长相漂亮的也多看几眼，甚至看电影或看电视，对演员人物塑造评论的不多，而对形象评头品足的不少……

漂亮与美丽是两个看似相同却又不尽相同的概念。在《现代汉语词典》里，漂亮是好看，而美丽是使人看了产生快感的。由此可见，不论是漂亮还是美丽，肯定都是好看。而美丽，不仅仅好看，还能让人产生愉悦。

当漂亮与美丽用在女孩或女人前面作定语时，自然而然便将其分出层次定位了。随着时代的发展，女性的漂亮既源于天生丽质，也可借助于化妆品、时装等包装，漂亮者越来越多了。可是，美丽的女孩则不多见，因为仅仅靠包装是营造不出来美丽的，女性的美丽是靠风度和气质取胜，是与文化修养分不开的。

漂亮常作点缀，而美丽则让人陶醉。美丽中蕴含着漂亮，而漂亮却不能代替美丽。

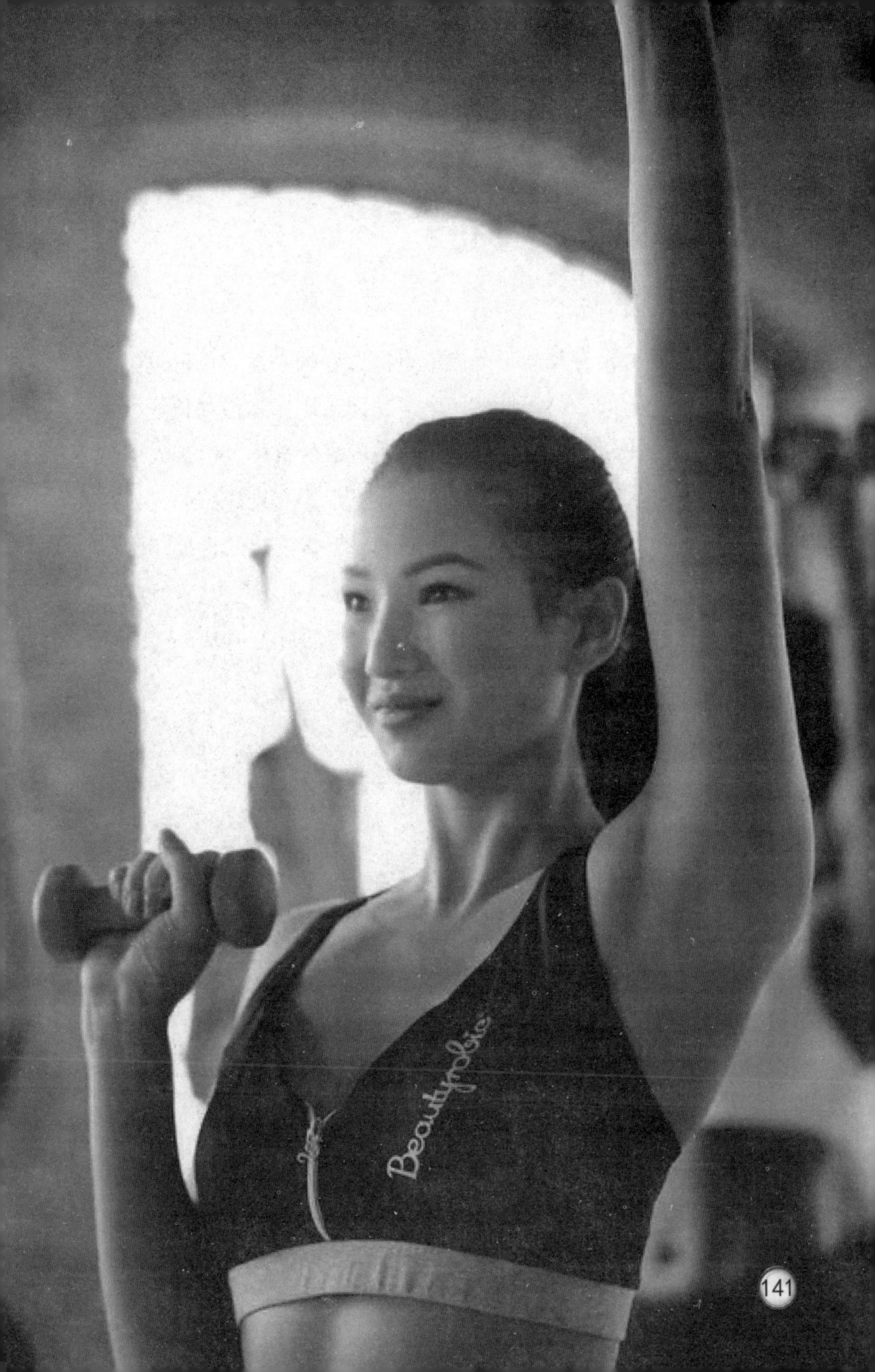

青少年要培养自己的责任感

责任感就是自觉地把分内的事情做好的心情，也可以说责任心。青少年当前的分内事情就是学好功课，掌握知识和技能，增强文化素质。青少年未来的责任就是成为国家的栋梁。纵观人生的全过程，从心理学角度来概括，要想使自己成为有责任感的人，既要教育培养，更需要自己有意识地去磨炼。有责任感的青少年能够自立、自主、自强，容易形成认真、踏实、顽强和持之以恒的性格。

那么，青少年应该如何培养自己的责任感呢？应从以下两个方面入手：

养成良好的习惯是建立责任感的前提。说白了，责任感就是一种自觉性。幼年时期是凭欲望生活的，做什么事情都是从欲望出发。可以说，儿童时期便可以形成一些良好习惯，例如，自己穿衣、吃饭、洗脸等。还要完成与自己有关的事情，如收拾玩具、文具等。该马上干的必须立即完成，不能拖拉，也不要慢吞吞的。逐渐养成习惯就变成了自觉行动。

责任是进步的动力

每个人对家庭、对单位、对社会都承担相应的责任。如果能意识到自己的责任，就会在心灵深处产生内驱力，就会取得人生的更大进步。

主动找出几件事情让自己负责，从中得到锻炼。青少年大多有很强的自尊心，当得到家长、老师和同学们的信任时，就会增强主动自觉的能动性，就会产生一种强烈的责任感。例如，

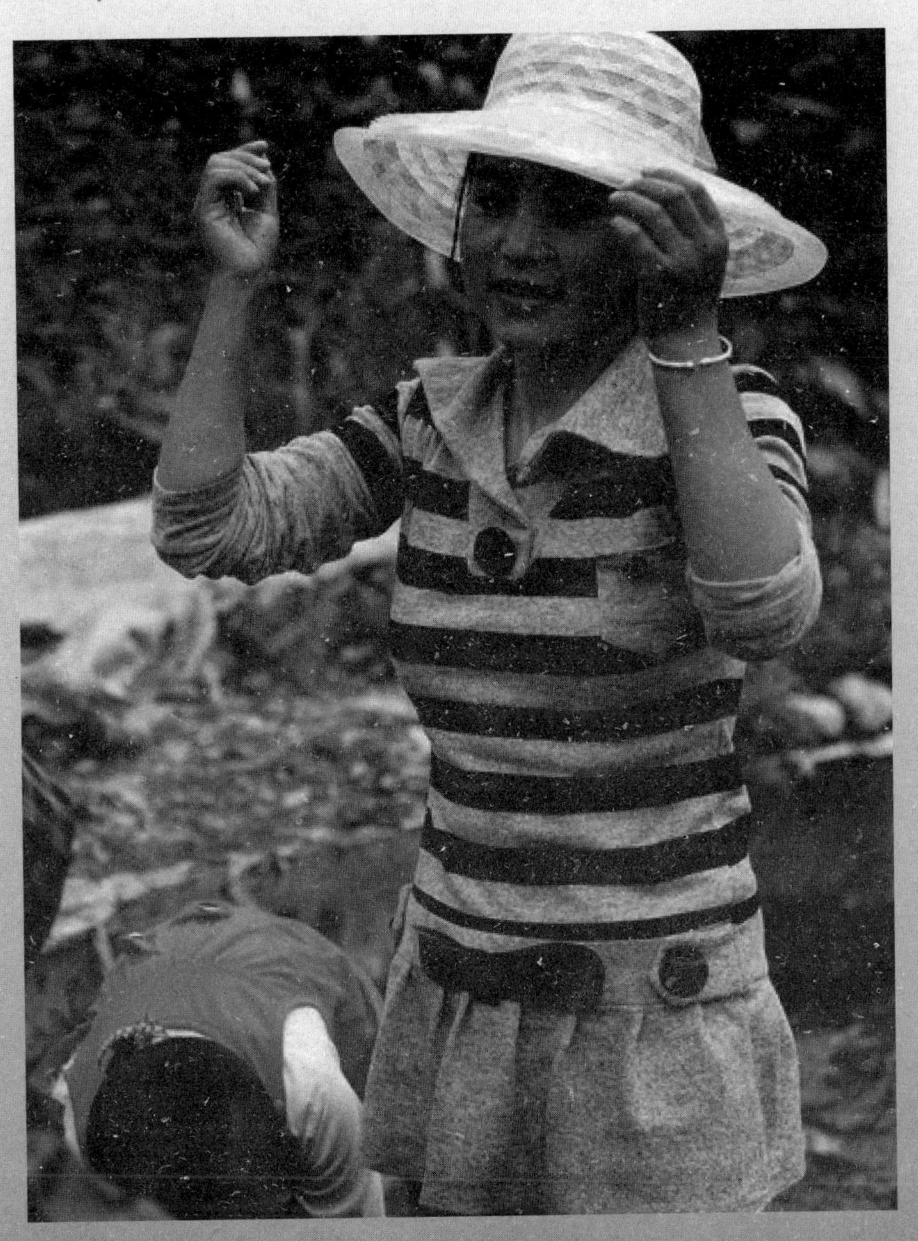

在家里主动检查人离灯关、关水、锁门等，在学校里负责值日、清扫等。既能调动积极性，又能增强责任感。

耐受力需要培养锻炼

随着社会的进步、科技的发展和创新的需要，越来越要求人们提高自己对不明情境的耐受性和抗压力与耐受挫折的能力。尤其是在竞争意识日趋强烈的时代，对青少年的耐受力提出了严峻的考验。事实上这也是未来人才所必须具备的一种重要性格和能力的倾向。它对人才的成长、创造力的发挥，以及人生目标和理想的实现，都具有十分重大的意义。

那么，青少年应该如何在学习和生活中，培养和锻炼自己的耐受力呢？

第一，要有明确的目标。无论做任何事情都要有一个十分明确的目标，可以克服周围不良环境的干扰，从而集中精力，才能增强耐受力。

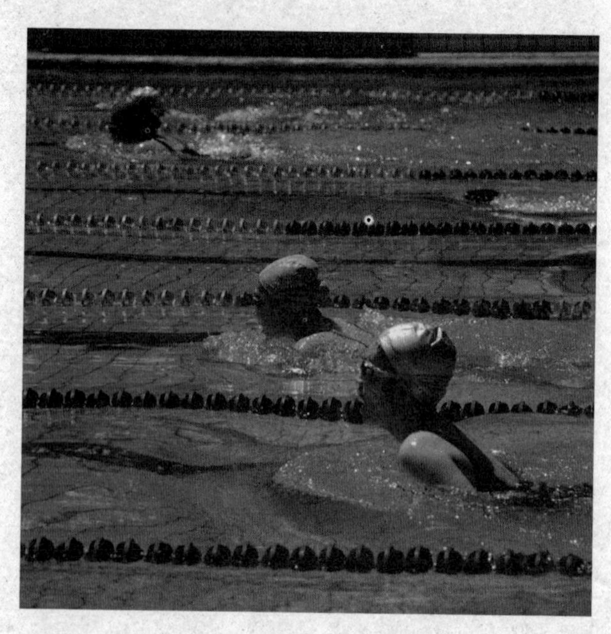

第二，要有充分的自信。自信就是自己做事情的信心。有了信心可以激发出成功的勇气，不去介意别人的说三道四或冷嘲热讽，从而耐受力就自然增强了。

第三，要有坚强的意志。意志是决定达到目的而产生的心理状态，有了坚定的意志，就能树起必胜的信念，遇到任何艰难困苦，甚至意外打击，也毫不屈服。

第四，要有执着的进取精神。精神就是人的思想意识，一旦形成具有相对稳定性，同时也具有支配人为达到既定目标而不懈努力、坚持、拼搏着。这种精神非常有利于耐受力的增强。

第五，要制订周密的计划。常言说，不打无准备之仗。经过思考的做法可以避免行动时徘徊不前和战胜干扰，从中自然培养锻炼了自己的耐受力。

第六，要有广泛的知识积累。知识是提高个人素质和学习、工作质量的重要基础。丰富而广博的知识，可以活化脑细胞，使思维敏捷，想象丰富，心情开朗。这对于培养和提高耐受力具有积极意义。

第七，要学会关心体贴别人。人类社会中，不关心体贴别人的人，一心只顾自己的自私自利者，生活空间是狭小的，在人群中是孤独的。只有广交朋友的人，在遇到困难或情绪下跌时，才能及时得到大家的鼓励和帮助，从而使自己顽强地坚持下去。这是培养耐受力的重要人际因素。

第八，要养成勇于刻苦的习惯。心理学指出，人的耐受力是同克服困难相伴的，而困难有大有小，要先学着克服小困难，渐渐地克服大困难。当意志和耐受力提高到一定程度时，就养成了刻苦的习惯。

为了人生的奋斗目标，需要表现出来勇气、热情、意志、精神、知识等综合素质，而这些都是日常刻苦磨炼的结果。

拒绝诱惑

诱惑就是使用手段吸引或招引，使人们的认识模糊而误入歧途。拒绝诱惑是非常重要的，但也是很困难的。

一个饥肠辘辘的穷光蛋见到一堆闪闪发光的金子或一沓钞票，能无动于衷的恐怕不多。出于本能的欲望，这也是属于正常。但是，“君子爱财，取之有道”。即使诱惑，也不越轨。然而，对于青少年来说，由于知识欠广博，心理不成熟，阅历不丰富，容易受到吸引，卷入旋涡。

诱惑有两种，一种是事物本身所具有的吸引力，如金钱、财物等；另一种是人为的诱惑，引诱者为了某种目的，使用手段，以金钱等为诱饵，使被诱惑者认知混乱，以致坠入陷阱。人们对前一种诱惑容易识别，也容易拒绝：金钱再好，是人家的，拿不得，有后患，道德和法律的约束，构成了人们的行为规范。

难以拒绝的是那种人为的诱惑，难在哪里呢？

难的是投其所好，防不胜防。你想什么，人家送什么；你要多少，人家给多少。所爱皆是己之所好。

难的是编好圈套，请君入瓮。从不少青少年变坏的教训来看，是吃喝玩乐的诱惑；从社会上许多腐败贪官来看，是金钱的吸引。

难的是互利互惠，逼你就范。

拒绝诱惑，千难万难难在一点上，就是私欲的膨胀，也就是权欲与贪欲的相互作用，难以分离。有私欲就有贪心，就想占有，就难拒诱惑。

古往今来，有多少人在诱惑之下，冲昏了头脑，一失足成千古恨。有的人或贪一时之欢，或恋意外之财，贪得无厌，越陷越深。人生应该有一个清醒的头脑，做事要冷静三思，万不可不顾身后的险恶，昏昏然，飘飘然，梦醒之时便是厄运降临时。从这个角度看，拒绝诱惑，无疑是拒绝犯罪，拒绝毁灭。

拒绝诱惑，需要意志。面对诱惑，忍心舍弃，不为所动，乃意志将行为约束在法制的威严之中。这样拒绝，尽管是违心而被动的，但也是可敬的。

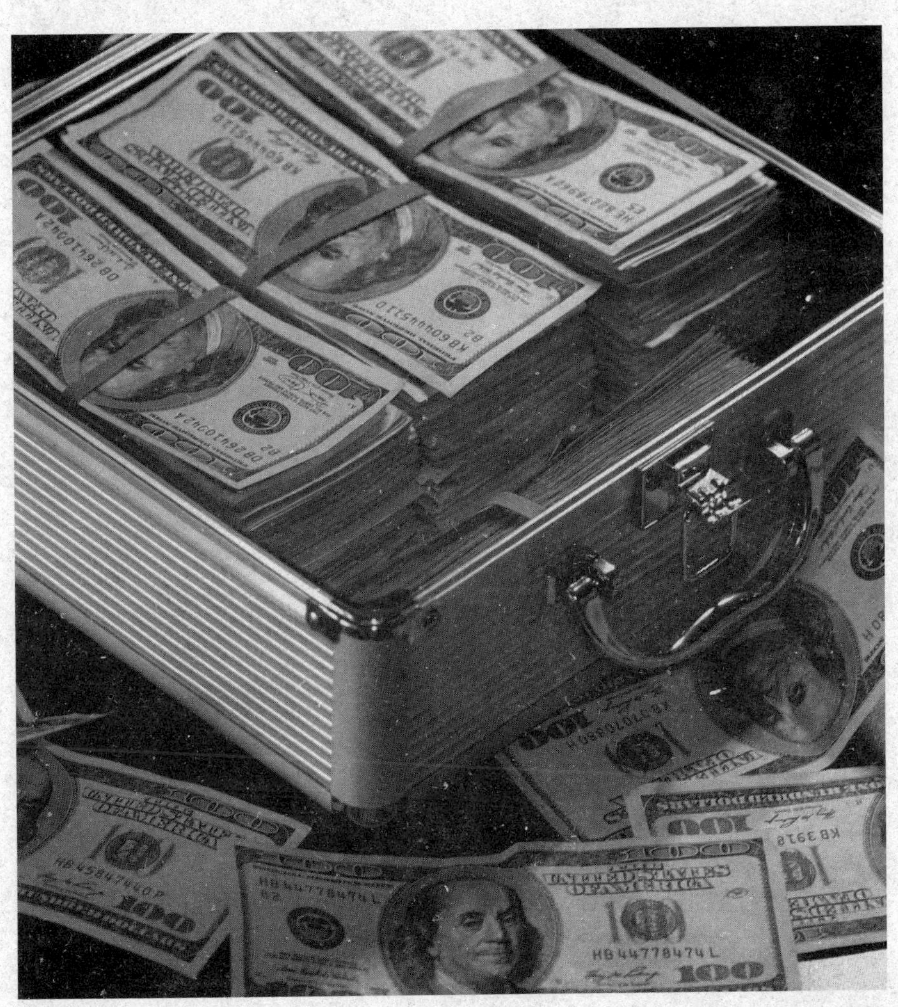

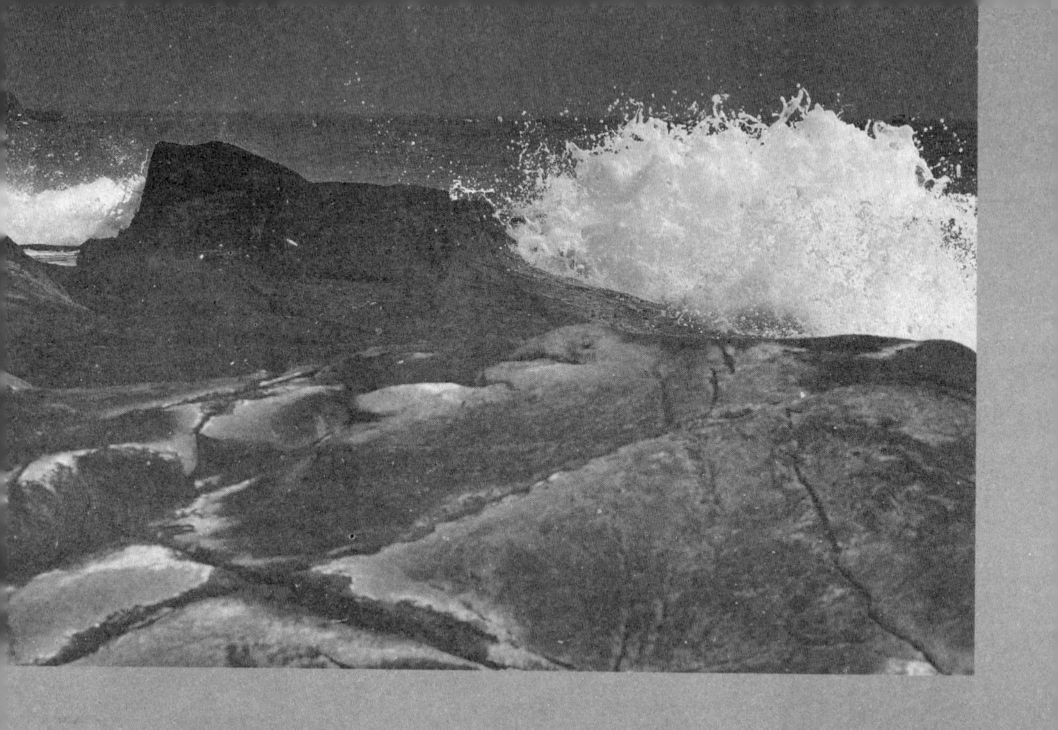

学会冷静应变

一个人生活在社会上免不了会遇到不幸和烦恼的突然袭击。一些人在灾难中的抵抗力和耐受力较差，在突然袭击中方寸大乱，不知所措，一蹶不振；有的人面对天降大难，泰然处之，采取对应措施，并且立刻化险为夷。为什么同样的心理刺激，不同的人会产生如此的反差呢？其重要原因就是应变能力的强弱问题。

每当灾难与烦恼降临时，必须反复思考，明察原因，尽快稳定惊慌失措的情绪。然后，从心理暗示自己，“要鼓足勇气，战而胜之”。这是应变的首要条件，只有增强了信心，有了战胜灾难的勇气，才能找出适当的方法和途径。这也是冷静的过程，在冷静的片刻中才能产生智慧来。

人体生理研究发现，“冷静状态”能使由于过度紧张、兴奋引起的脑细胞机能紊乱得以恢复，使神经中枢迅速恢复理性思维。如果没有这个冷静过程，脑组织仍处于惊慌失措状态，判断思维可能就会出现歪曲事实或虚构想象，使决策失误。人在灾难面前，对自己和对现实要有一个全面正确的认识，这是突变面前情绪稳定的前提，不仅要压抑住内心的恐惧、暴怒、怨恨等情绪，更重要的是不能感情用事，随便作出决定，要冷静应变，调动自己巨大的潜能。这点就看出平常自立能力的效应了。凡是平素独立意识强的人，应变能力可能就会变强些。而一些人习惯了依赖别人，就会感到困难重重了，甚至走投无路了。

事实证明，心理平衡是应付突变不被击垮的必备心理素质。要想自我心理平衡，必须先学会自我宽容。人世间不可能都事从人愿，当违背自己意愿的事情发生，不要怨天尤人，要豁达相对。不要怕工作失误或有风险，要敢于在实践中锻炼自己，找出经验和教训，不断提高自己的能力和水平。只有确保心理平衡，才能向新的目标攀登。

纠正青少年学习困难心理

采用心理卫生调查表、心理测定和精神检查、综合心理分析等手段调查发现，引起青少年学习障碍现象的常见心理因素有：多动症及其后遗症、智力缺陷、心理幼稚症、各种神经症、早期神经分裂症、学校恐怖综合征、抑郁性心理障碍、学习困难症、人格障碍和学习动力障碍等。

青少年出现的各种形式的学习障碍，通常都是由心理原因造成的，但是广大家长和老师则简单地判断为“不用功、不努力”“思想问题”等，其采用的教育方法也多半是简单粗暴的，不是责备，就是训骂。实践证明，通过心理咨询，采用有针对性的心理测定和研究，判明学习障碍的原因，并应用现代心理学的方法进行调治纠正，会达到满意的效果。上海余展飞教授曾对 200 例学习困难学生做过心理疏导，发现学习障碍占 68.5%。对其中 27 例做心理疏导、心理卫生教育、家长学校指导、医疗和心理训练等综合措施，达到缓解、恢复健康 5 例，明显进步 5 例，进步 12 例，无效 4 例。

对于一般没有严重心理障碍的青少年，老师和家长要进行适当的心理疏导，培养其求知兴趣。青少年自己也要加强约束力。只要内外结合，会取得好成效的。培养求知兴趣可从三个方面入手。

第一，热情保护好奇心。好奇心是少年的天性。随着年龄增长，好奇心逐步扩展，注意力逐步集中。只有引导青少年满足好奇心到兴趣的程度，才能激起求知的欲望。

第二，善于发现青少年的偶然兴趣。偶然兴趣就是偶然对某项事物或活动产生的兴趣。例如，科学家富兰克林之所以爱上电学，就是在他乘往波士顿轮船上看到一位旅客做电学实验被激起的。只要因势利导，就会激发出来求知欲。

第三，尽可能让求知同兴趣联系起来。兴趣能给人心理上带来快感。有些兴趣几次失意下来也会发生兴趣转移。不要把求知仅限于读书范围，注意寓教于乐；不要让读书充塞所有课余时间；不要忽视兴趣的效果运用，兴趣的巩固也离不开效果的促进。

合抱之木，生于毫末。望子成才不能急于求成，要善于发现、启发、引导和培养孩子的求知兴趣。当然，一些严重心理障碍还是不能忽视的。

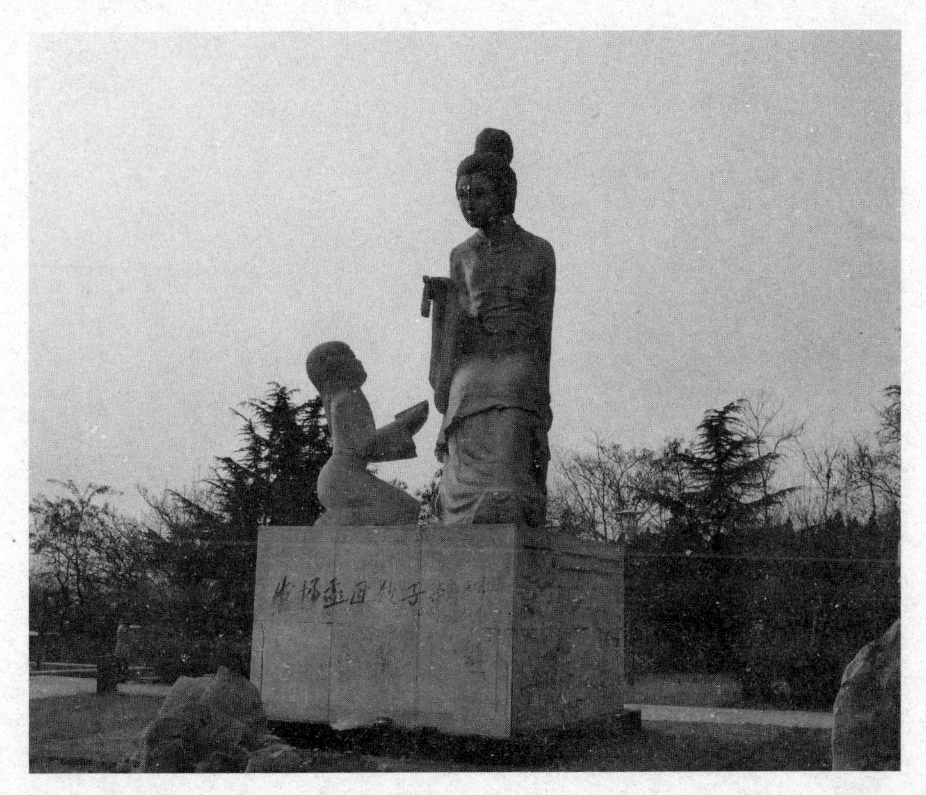